DE LA VRAIE MÉDECINE ET DE LA VRAIE MORALE;

LEUR INFLUENCE SUR LE BONHEUR.

PAR H. AZAÏS.

Le bonheur pour l'homme, c'est la paix de l'âme et la santé du corps. Les lecteurs de cet ouvrage connaîtront les moyens que la nature nous donne pour conserver ou rétablir la santé du corps et la paix de l'âme.

PARIS,
Chez L'AUTEUR, rue de l'Ouest, passage Laurette;
Et chez LEDOYEN, Libraire Palais-Royal, galerie d'Orléans, 31.

1835.

DE LA

VRAIE MÉDECINE

ET DE

LA VRAIE MORALE;

LEUR INFLUENCE SUR LE BONHEUR.

On trouve aux mêmes adresses, et dans le vestibule du Gymnase, les jours de Séance musicale et philosophique, le volume que M. Azaïs a publié l'année dernière, sous ce titre :

Idée précise de la Vérité première, et de ses conséquences générales.

Prix : 5 francs.

Imprimerie de Guiraudet et Jouaust, 315, S.-Honoré.

DE LA

VRAIE MÉDECINE

ET DE

LA VRAIE MORALE;

LEUR INFLUENCE SUR LE BONHEUR.

PAR H. AZAÏS.

Le bonheur pour l'homme, c'est la paix de l'âme et la santé du corps. Les lecteurs de cet ouvrage connaîtront les moyens que la nature nous donne pour conserver ou rétablir la santé du corps et la paix de l'âme.

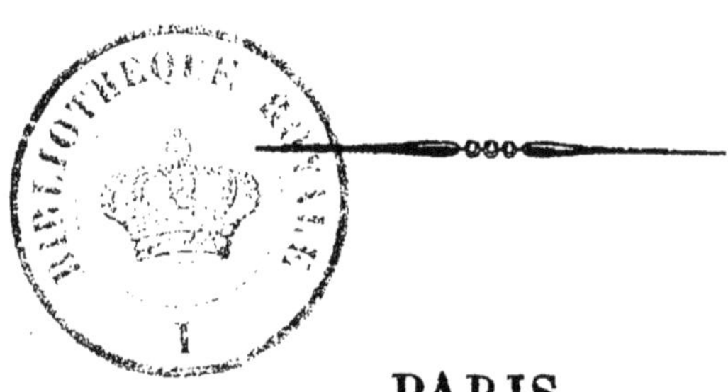

PARIS,

Chez L'AUTEUR, rue de l'Ouest, passage Laurette;

Et chez LEDOYEN, Libraire, Palais-Royal, galerie d'Orléans, 31.

1835.

DE LA
VRAIE MÉDECINE
ET DE
LA VRAIE MORALE;
LEUR INFLUENCE SUR LE BONHEUR.

INTRODUCTION.

Depuis la naissance du monde, surtout depuis deux siècles, la Médecine change sans cesse.

Cela seul démontre que sa partie théorique n'a jamais été jusqu'ici qu'une succession d'hypothèses tramées de plus ou moins d'erreurs.

La vérité ne change pas. Tout enchaînement de vérités positives est nécessairement, comme la géométrie, définitif et éternel.

La Médecine, dont l'hygiène fait partie, est manifestement liée à la Morale, puisque le but de la Morale c'est la paix de l'âme, le but de la Médecine c'est la santé du corps, et qu'il y a tant de liens, tant d'influences réciproques, entre la santé du corps et la paix de l'âme.

Or, il en est de la Morale comme de la Médecine;

moins conjecturale, sans doute, parce que la conscience de l'homme a toujours été plus avancée que sa science, la Morale n'a eu néanmoins, jusqu'à présent, que des bases chancelantes et variables.

J'entreprends d'indiquer la Théorie conjointe de la Médecine et de la Morale, que la nature a revêtue, comme la Géométrie, d'un caractère définitif et éternel; la Théorie qui, lorsqu'elle aura été connue, vérifiée, adoptée par l'Esprit humain, ne sera plus abandonnée.

Sur quoi se fonde mon espoir à cet égard? Sur ce que cette Théorie que je vais présenter, cette théorie conjointe de la Morale et de la Médecine, découle immédiatement du Système qui, dans l'univers, conduit, règle, embrasse, tous les faits, tous les mouvements.

Toute Théorie d'un ordre plus ou moins composé de faits et de mouvements qui émanera ainsi du Système universel, comme, dans la nature végétale, toute branche émane de l'arbre qui l'a produite, sera nécessairement vraie, positive, invariable.

Mais une telle définition appelle aussitôt la question suivante :

Ce point de départ ou d'émanation pour chaque théorie particulière, cette connaissance préalable du Système universel, est-elle à la portée de l'homme? n'est-il pas généralement reconnu que l'Esprit humain ne pourra jamais l'acquérir?

Réponse. Sans doute, une telle défiance de la capacité humaine est un sentiment général, et jusqu'ici elle a semblé judicieuse : car les hommes de l'esprit le plus puissant et le plus éclairé n'ont encore fait que des efforts infructueux pour résoudre le problème de la constitution de l'univers.

Mais, en premier lieu, de ce qu'une œuvre très grande, très forte, a résisté jusqu'ici à tous les efforts du génie de l'homme, il ne suit pas rigoureusement qu'elle ne puisse jamais être produite. Tous les jours, l'intelligence ou l'industrie humaines parviennent à des découvertes, à des résultats, que, dans les temps antérieurs, on était loin de prévoir, que même on aurait considérés alors comme à jamais impossibles.

En second lieu, travailler à découvrir le Système qui règle et embrasse l'univers, c'est, pour l'homme qui s'en occupe, tenter de former, dans sa pensée, une combinaison intellectuelle de causes, d'effets, de rapports, qui, par son ensemble et ses détails, représente la constitution que l'univers a reçue. Or, comment construire, par la pensée, un tel édifice, avant d'avoir acquis la connaissance précise de tous les faits qui doivent en être les éléments, avant d'avoir pleinement à sa disposition tous les matériaux nécessaires pour le composer?

L'esprit humain devait donc s'appliquer à l'étude de tous les faits particuliers, et parvenir à les connaître, avant qu'il lui fût possible de découvrir le Système qui les unit.

Une telle acquisition, une telle connaissance de

tous les Faits élémentaires, ne pouvait demander, de la part de l'Esprit humain, qu'une immense succession d'efforts, pendant laquelle toute tentative de construction serait téméraire : car élever un édifice avec des matériaux en nombre insuffisant, et d'une nature imparfaite, c'est faire une œuvre ruineuse, et s'exposer à périr soi-même dans sa chute, à disparaître sous ses débris.

Supposons maintenant que la construction d'un palais ou de tout autre édifice matériel a été ordonnée, que déjà tous les matériaux nécessaires à cette construction sont rassemblés, et que non seulement leur quantité est suffisante, mais qu'ils sont tous d'excellente qualité : dans une telle hypothèse, que reste-il à faire? Une seule chose : construire, employer ces matériaux ; car si, d'une part, les hommes qui les ont fournis s'opiniâtraient à en porter encore, à les déposer sur le chantier, l'architecte les refuserait; il ne permettrait pas que le chantier s'encombrât de matériaux superflus; la construction de l'édifice en deviendrait impossible. Et si, de son côté, l'architecte, possesseur de tous les matériaux en quantité et de qualités suffisantes, s'obstinait, par un caprice bizarre, à les laisser immobiles, à ne pas les employer, à ne pas construire l'édifice, toute la peine et toutes les dépenses antérieures se trouveraient perdues ; bientôt les matériaux déposés dégénéreraient en décombres par l'effet de l'entassement et du désordre. En attendant, ils fatigueraient, ils attristeraient le regard.

De cette image, dont l'analogie avec la construction intellectuelle du système universel est simple, évidente, nous devons conclure que, si l'Esprit humain est enfin parvenu à connaître avec une exactitude suffisante tous les faits qui doivent entrer, comme élémens, comme matériaux, dans cette constrution, il ne peut plus différer de l'entreprendre: non seulement cette construction a cessé d'être, comme jusqu'à nos jours, une œuvre impossible, mais elle est devenue l'œuvre actuellement nécessaire; l'Esprit humain doit l'exécuter, sous peine de perdre le fruit de tous ses travaux antérieurs, ou même de s'ensevelir sous les décombres d'une nouvelle barbarie.

Or, tel est manifestement le terme où l'Esprit humain est arrivé. Indépendamment des considérations fournies par les mœurs générales et l'état des opinions, voici ce qui le démontre d'une manière simple et directe. Dans le *Journal des débats*, le Rédacteur des séances de l'académie des Sciences de Paris, homme très assidu et très éclairé, commence ainsi son analyse de la séance du 25 mai:

« Jamais l'Académie des Sciences n'a été aussi désœuvrée qu'elle l'est actuellement; la voilà qui appelle tout le monde sans que personne réponde à sa voix; elle offre le bureau à qui voudra l'occuper....: personne ne dit mot, pas plus au dedans qu'au dehors; personne ne répond à l'invitation du président, et, chose inouïe, la séance est levée à quatre heures, faute de travaux pour la remplir. »

Ainsi la société scientifique la plus laborieuse de

l'Europe, la plus dévouée à la science expérimentale, la plus abondante en excellents expérimentateurs, n'a plus une seule observation importante à produire ; et, hors de son sein, nul observateur ne trouve à lui présenter un fait nouveau digne de son examen.

La science préparatoire est donc terminée ; la recherche des faits élémentaires n'a donc plus d'exercice ; tous les matériaux de l'édifice sont donc rassemblés.

Que maintenant l'Académie soit disposée à encourager la construction de l'édifice universel, ou, au contraire, à l'empêcher, à le retarder du moins le plus long-temps qu'il lui sera possible, ce n'est plus qu'une question secondaire, dont la solution est indiquée par l'histoire de toutes les corporations : on sait que l'esprit de corps est un esprit de résistance aux grandes innovations ; et c'est là son utilité fondamentale ; car tout progrès, pour être avantageux, et même pour s'affermir, pour prendre de la force, de la durée, doit marcher avec difficulté et lenteur. Mais enfin il faut que les progrès nécessaires s'établissent. Et s'il est, comme on ne peut en douter, des Académiciens qui comprennent le besoin du siècle, et, simples particuliers, seraient portés à le servir, l'Académie en corps ne peut que rester, par habitude, par amour-propre, sous le joug dogmatique et stationnaire.

Le besoin du siècle, son besoin intellectuel le plus pressant est, comme nous l'avons dit, de construire, l'édifice de la science universelle, afin de prévenir l'anéantissement de toute science ; afin que tant de riches matériaux préparés, rassemblés pendant quarante siècles de travaux admirables, ne redeviennent pas, faute d'emploi, un chaos de poussière ; afin surtout qu'une base fixe et une sanction invariable soient enfin données à la morale du cœur de l'homme ainsi qu'à l'instruction de son esprit.

Or, telle est nécessairement la marche imposée aux mouvements de l'humanité : ce que, pour elle, il est pressant de faire, elle le fait ; il lui est interdit d'attendre. A la dissolution du lien moral des peuples antiques, à la chute du Polythéisme, le Christianisme prit naissance. Le Polythéisme, c'était la nature universelle traduite en allégories ; c'était la première ébauche du système universel. Le Christianisme fut la seconde ; car il eut pour base l'unité de la Puissance suprême.

Aujourd'hui, le lien moral des peuples modernes, le Christianisme s'évanouit ; et, en même temps, toutes les vérités élémentaires sont connues, toute la science des faits est acquise ; en même temps encore, toutes les idées fausses par exaltation tombent, s'épuisent ; le besoin de conceptions saillantes, imaginaires, fait place au besoin de vérités simples, positives, fondées sur la science, avouées par la raison. Le lien moral de l'humanité, lien qui, à chaque époque, ne peut jamais être formé que des plus hautes idées de l'Esprit humain, redigées en symboles ; le lien moral de l'humanité ne peut donc procéder aujourd'hui que de la connaissance du symbole vrai et éternel, ou de l'ordre imposé par la Puissance suprême à la succession et à la distribution de tous les faits élémentaires. Il ne peut plus désormais s'établir entre les hommes de communauté intellectuelle que par la connaissance du Système universel.

Aussi cette connaissance arrive : semblable à toutes les productions du temps et de la nature, elle commence par un germe presque inaperçu. Un homme de la génération passée, encore cependant contemporain de la génération actuelle, a passé sa longue vie à féconder en lui-même le germe du Système universel, à tracer l'esquisse des développements qu'il doit atteindre. Ce vieillard, c'est un Français; c'est celui qui débuta, il y a un demi-siècle, par entrevoir le principe qui anime l'univers, et, un peu plus clairement, la loi qui règle l'action de ce principe, la loi de *l'équilibre dans le mouvement, ou du balancement universel par voie de compensations exactes.* Il présenta d'abord l'application de cette loi à la distribution des destinées humaines. Ce premier ouvrage, quoique très incomplet, obtint l'assentiment populaire; ce qui démontra que l'idée principale qu'il mettait en œuvre était une vérité d'expérience générale, une vérité, base de symbole philosophique, une vérité de l'ordre fondamental.

Je dois le dire maintenant, l'accueil flatteur que reçut mon ouvrage sur les compensations dans les destinées humaines m'entraîna à précipiter la rédaction de mes aperçus sur la constitution de l'univers. Cette précipitation fut une grande faute. Mon livre, que j'intitulai : *Système universel*, fut très imparfait : essentiellement vrai par son ensemble, ses détails manquèrent d'ordre, de précision, ne se rattachèrent souvent au principe que par des liens hypothétiques démentis par le calcul et l'expérience. C'est ce qui me fut opposé, judicieusement sans doute, mais avec un peu de dureté, par les savants les plus célèbres de cette époque. Relevant sans pitié mes moindres erreurs, mais se taisant sur les vérités majeures que je mettais en évidence, leur jugement plus que sévère donna contre mon œuvre des préventions fortes et opiniâtres ; je sentis que je ne pourrais les dissiper qu'à l'aide de beaucoup de temps et de nouvelles études bien attentives. Je m'y livrai avec tout le zèle d'un amour-propre mortifié et d'une curiosité ardente.

Au terme de douze ans d'un travail assidu et d'une retraite austère, je crus pouvoir présenter de nouveau le système universel. Je lui donnai la forme et le titre d'un *Cours de Philosophie générale*. Là, amélioration sensible dans le plan et l'enchaînement des idées, mais encore incorrection dans bien des détails ; erreur marquée même sur des points importants, entre autres sur le phénomène de la cristallisation : je l'avais mal conçu ; les belles expériences de M. Becquerel n'avaient pas été faites encore.

Cependant ce second ouvrage n'éprouva point d'attaques violentes, et il me valut le suffrage prononcé de quelques hommes justes, éclairés, recueillis et solitaires.

Etudiant, réfléchissant toujours; recueillant avec

soin tous les genres d'observations, toutes les nouvelles découvertes, trouvant sans cesse, dans tout fait constaté, et jusque là inconnu, un nouvel appui à mes idées principales; découvrant moi-même par anticipation, et comme conséquences nécessaires du principe, des faits ignorés, et que bientôt l'expérience confirmait, je ne pouvais que me confier chaque jour davantage au système qui prenait, sous les regards de ma pensée, un tel caractère d'unité et d'universalité.

C'est ce qui m'enhardit à le professer publiquement. Après avoir résumé, et perfectionné encore, sous le titre d'*Explication universelle*, mon Cours de philosophie générale, j'ouvris des conférences dans mon jardin. On s'y rendit en nombre flatteur. Mon auditoire, composé de personnes de tout âge, de toute classe, de toute instruction, manifesta, par son attention soutenue, que l'exposition de mes pensées l'intéressait, qu'il la suivait avec facilité. J'ai lieu de présumer que, dans des temps paisibles, l'impression qu'elles faisaient aurait eu de la permanence; mais les diversions qui, chaque jour, naissaient de nouveaux événements politiques, la rendaient fugitive. Je fus d'ailleurs obligé de renoncer aux avantages de ces longues et vives discussions à l'air libre, en face du ciel et de la nature; elles me fatiguaient, m'épuisaient, précipitaient ma vieillesse.

L'année dernière, après deux ans de silence et de nouvelles études, de nouvelles méditations, j'ai repris mes conférences philosophiques, au sein de Paris, dans une salle qui m'a été ouverte par la *Société de civilisation*. Le lendemain de chaque séance, j'ai résumé ce que j'avais dit la veille, ce que quelques-uns de mes auditeurs m'avaient opposé, et mes réponses à leurs objections ou observations. Au terme de l'année, j'ai publié le recueil de ces résumés; je lui ai donné pour titre : *Idée précise de la Vérité première et de ses conséquences générales*. Ce volume, par cela même que je l'ai produit postérieurement à tous les autres, n'a pu être que d'une correction plus avancée, car je n'ai rien négligé pour que l'imperfection de mon œuvre allât toujours en décroissant. Je présente ce livre avec confiance aux hommes que la vérité intéresse.

L'hiver dernier, mes conférences publiques ont paru répondre encore mieux au caractère de mon sujet; il m'a semblé à moi-même que je le possédais avec plus de clarté; que, sans désordre, sans divagation, je pouvais plus aisément en montrer l'inépuisable fécondité, la simplicité parfaite et l'immense étendue.

J'ai également tracé successivement le résumé de mes séances; et je ne tarderai pas à le publier. En ce moment j'ai cru devoir par anticipation appeler l'attention publique sur une de celles dont l'objet a paru avoir le plus d'attrait pour mes auditeurs. Dans la même salle où je professais, une fois par semaine, l'Explication universelle, un jeune médecin, plein de savoir et de talent, M. Léon Simon, professait, un autre jour de la semaine, la nouvelle Doctrine médicale qui se présente sous le nom d'*homœopathie.* Il assista à plusieurs de mes séances, prit deux fois la parole, m'opposa ses réflexions avec beaucoup d'esprit et d'urbanité. Je répondis de manière à établir entre lui et moi d'honorables relations philosophiques. Nous fîmes échange de nos productions courantes. Dans les siennes, j'appris à bien connaître l'esprit et le but de la Doctrine dont il était le zélé et brillant promoteur.

Comme tous les sujets font partie de mon domaine, et que leur liaison réciproque, par l'entremise du principe universel, me donne la faculté de traiter, à l'instant, sans hors-d'œuvre, sans disparate, celui qui, sur l'heure, excite le plus d'intérêt, j'annonçai à mes auditeurs qu'à la séance suivante j'exposerais la Doctrine médicale, à laquelle je donnerais sans hésitation le titre de vraie, d'inébranlable, parce que je la ferais découler immédiatement du système universel.

Une telle annonce ne pouvait être que bien accueillie. Partout les hommes estiment la santé, craignent les maladies, et pour cette raison attachent une juste importance à la profession de médecin et à la vérité en médecine.

Je fais de nouveau, en présence du public, l'exposition que j'avais promise à mes auditeurs, et qu'ils écoutèrent avec l'attention qu'il m'était naturel d'attendre. Les développements que, dans cet écrit, je donne à la *Médecine vraie,* et à *ses rapports avec la Morale,* ont plus de précision, et aussi plus d'enchaînement que mon improvisation n'avait pu en recevoir ; mais les idées sont les mêmes.

J'ai lieu d'espérer que cet intérêt si légitime, qui, dans tous les lieux, dans tous les temps, attache l'homme à la conservation ou au rétablissement de sa santé, qui, de plus, le porte à désirer pour ses idées morales une base évidente et ferme, imprimera aux esprits judicieux et libres une disposition à examiner dans toute son étendue le système que je présente. Si, à leurs yeux, ce système éclaircit deux questions majeures, jusqu'à présent si nébuleuses, ils présumeront naturellement que la même clarté en découle sur toutes les questions accessibles à l'Esprit humain.

Hommes libres et judicieux, lisez et prononcez : la raison, unie à la liberté d'esprit et de situation, est toujours accompagnée de loyauté et de franchise. Dites ce que vous pensez de l'œuvre de ma vie ; si c'est à moi-même que vous adressez votre opinion, et si vous m'autorisez à la rendre publique, je la placerai en tête de mes prochains écrits. Une telle manifestation balancera, dominera la résistance détournée que quelques hommes m'opposent ; les préventions qui naissent de cette résistance s'affaibliront ; grâce à ce noble appui, j'aurai peut-être le temps de voir commencer sur la Terre la destinée promise à l'Explication universelle : ce serait, pour ma vieillesse, une bien douce récompense.

Je n'ajoute qu'un mot sur l'ouvrage que l'on va

lire. Il commence par un apologue, ou plutôt une allégorie. Je l'ai conservée, parce que, en ayant fait l'exorde de mon discours, elle me parut avoir satisfait mes auditeurs.

Une allégorie au début d'une dissertation sur la Morale et la Médecine! Que ce rapprochement ne cause point de surprise. Si le système que je présente n'était pas à la fois éminemment poétique et éminemment positif, il ne remplirait pas ses deux conditions essentielles. En effet, l'univers, que ce système doit expliquer et décrire, est nécessairement l'œuvre la plus positive et la plus poétique : la plus positive, car tout y est conduit par des lois invariables; la plus poétique, car, l'unité absolue y formant seule le lien de la variété infinie, chaque être, chaque rapport, ne peuvent que servir d'image à tous les autres êtres, à tous les autres rapports.

Voilà pourquoi la haute poésie, ou le sentiment des grands rapports, des puissantes analogies, est, dans la haute science, un flambeau si lumineux. Buffon en était animé. Buffon était, dans la haute science, un homme de génie.

PREMIÈRE PARTIE.

THÉORIE GÉNÉRALE.

Toutes les fois que l'homme éprouve une contrariété, une souffrance, il est porté à juger que la cause qui la produit est, dans le plan de la nature, une imperfection qu'il aurait bien su ne pas y mettre, si l'auteur de ce plan l'avait consulté.

La Fontaine a fait sur cette disposition de l'esprit humain une fable naïve. Voici une apologue qui a plus de gravité.

A une époque bien ancienne dans l'histoire du globe, lorsque Jupiter, Pluton et Neptune, se partageaient la puissance suprême, l'homme des premiers peuples adressa ses plaintes au conseil des Dieux.

Pourquoi, leur dit-il, la masse de l'air est-elle, de temps à autre, bouleversée par des tempêtes? Pourquoi surtout, à la naissance du printemps, et, six mois après, à la naissance de l'automne, ces ouragans furieux qui nous fatiguent, et nous portent quelquefois tant de dommages? Ah! Jupiter, vous qui régnez spécialement sur l'atmosphère, soumettez-nous ses crises périodiques : nous saurons bien les prévenir ou les adoucir.

Jupiter répondit : J'accorde à l'homme le pouvoir qu'il demande ; et comme je suis le Maître des Dieux, j'ordonne à Pluton et à Neptune de seconder ses désirs.

L'homme conçut alors de flatteuses espérances. Encore jeune dans la nature, il commençait cependant à observer, à raisonner, à réfléchir. Voici les idées qui lui parurent les plus judicieuses.

Aux approches du printemps, dit-il, lorsque le soleil s'apprête à porter vers nous sa principale influence, l'atmosphère n'en est si aisément agitée que parce que l'air qui la compose est trop mobile, trop facile à déplacer. Augmentons sa densité sans augmenter son étendue ; que Neptune commande à la mer d'y jeter une quantité de vapeurs beaucoup plus grande que la quantité ordinaire : la résistance d'un air ainsi surchargé sera beaucoup plus considérable ; l'action des vents sera presque insensible.

Neptune obéit. Toute l'atmosphère fut encombrée de vapeurs épaisses, et dans un calme opiniâtre. Point de secousses, point d'ouragans, mais torpeur accablante. Les peuples, les animaux, les végétaux, tout languissait, tout succombait.

Ah ! Neptune, s'écria l'homme, reprends au plus vite ton présent funeste. Les contrariétés auxquelles les vents d'équinoxe nous exposent sont pénibles, mais elles ne durent pas long-temps ; au lieu que la stagnation qui nous engourdit semble devoir être éternelle.

Neptune rappela vers la mer les vapeurs surabondantes, le ciel s'éclaircit ; le soleil jeta librement ses feux sur la terre ; mais son action n'avait pas été préparée , elle fut brûlante; le sol resta stérile ; le peuple fut malheureux.

L'année suivante, l'homme, que Jupiter laissait maître de l'atmosphère, ne songea plus à en prévenir les convulsions par le moyen dont il avait tant souffert; mais la seule idée de ces convulsions lui déplaisait encore. Eh bien , dit-il , précipitons la crise , abrégeons-la. Nous la rendrons sans doute plus violente ; mais si nous la réduisons à quelques jours , à un moment , ce moment sera bientôt passé.

Que Pluton , Dieu de l'Enfer, en ouvre les cataractes ; que tous les volcans jettent leurs feux dans l'atmosphère, lui donnent une mobilité excessive!...

Pluton obéit , et , à sa voix ténébreuse , les gouffres infernaux vomissent sur la Terre des torrents de laves ardentes et de gaz embrasés.

Grâce, grâce, s'écrie l'homme, que l'abyme entourait , que la foudre écrasait. Ah ! Pluton , que d'horribles désastres ! délivre-nous de tant d'effroi !

Pluton entend les cris de l'homme ; il arrête le cataclysme ; il le refoule vers les entrailles du globe ; au fracas le plus terrible succède une morne stupeur.

L'homme respire encore ; mais quel spectacle ! la Terre ravagée, toutes les moissons perdues ; nouvelle année de détresse et de douleurs !

Mais elle a rendu complète l'expérience de l'homme; elle lui a donné la sagesse. Ah! Jupiter, dit-il, tu sais mieux que nous ce qui nous est nécessaire; charge-toi seul de nos destins.

—

L'application est facile. Jupiter, c'est la Nature, et le Système qui la conduit. Ce Système a pour but de tout tenir en mouvement, et cependant en équilibre; ce qui ne peut avoir lieu que par le balancement croisé de tous les mouvements. Lorsque ce balancement croisé se fait par voie de circulation libre et soutenue, il est paisible. Lorsque sa liberté est gênée, entravée, il travaille à dissiper cette gêne, à briser ces entraves : il y a, alors, souffrance, désordre, état *critique;* les deux mouvements de direction opposée, au lieu de se succéder, de s'enchaîner, en glissant l'un sur l'autre, s'égarent, s'entrechoquent dans le sein même des obstacles qui troublent leur régularité, et que, de concert, ils s'efforcent d'écarter.

Mais s'ils sont livrés à eux-mêmes, leurs efforts ne sont jamais inutiles, parce que la tendance essentielle du mouvement croisé, dans la nature, est de se constituer en équilibre avec lui-même par voie de circulation soutenue; l'atmosphère le démontre : son état normal, autour de chaque hémisphère du globe, est la succession circulatoire des deux vents généraux, l'un qui vient de l'Équateur, et se rend vers le pôle, en passant par les régions supérieures ; l'autre qui, par les régions inférieures, revient du pôle vers l'Équateur.

Cette distribution libre, régulière, qui, tant qu'elle est maintenue, fait la sénérité, la *santé* de l'atmosphère, est troublée de temps à autre, surtout aux deux équinoxes, par l'influence du soleil, qui déplace alternativement sa prépondérance. L'atmosphère alors, par cela seul qu'elle ne peut plus circuler librement, régulièrement, se trouve en état de *crise*, en état de *maladie ;* ce qui veut dire que, par un effort général de toute sa masse, elle lutte, tout entière, contre le trouble qui est venu la surprendre. Mais, de cette lutte, elle sort toujours victorieuse ; elle parvient toujours à surmonter les causes qui ont dérangé sa circulation régulière ; elle finit toujours par reprendre sa sérénité.

Cette alternative d'agitation et de calme, de trouble et de régularité, va nous conduire à notre sujet par une analogie très remarquable.

L'homme et la femme passent l'un et l'autre, pendant le cours de leur existence, par deux époques *critiques,* exactement placées comme les deux équinoxes de l'atmosphère. L'une, l'*adolescence,* équinoxe du printemps, mène l'homme et la femme de l'enfance à la jeunesse ; l'autre, l'*âge mûr,* équinoxe d'automne, mène l'homme et la femme de la jeunesse à la vieillesse.

A ces deux époques, le trouble du tempérament

signale, surtout dans la femme, l'un la fécondité qui arrive, l'autre la fécondité qui s'en va. N'en est-il pas de même, dans la nature, du trouble qu'elle éprouve au printemps, et de celui qu'elle éprouve en automne? Dans cette arrière-saison, elle mûrit, elle perfectionne les fruits qu'elle a produits pendant sa jeunesse; mais elle s'apprête à ne plus en produire.

Ici commence l'application médicale de notre apologue. Que de victimes la fausse prudence humaine n'a-t-elle pas faites en voulant influer sur le mouvement critique de l'adolescence et sur celui de l'âge mûr, tantôt pour les retarder, tantôt pour les précipitr! tandis que tout ce qu'il y avait à faire était de ne pas s'en affecter, de les livrer à leur marche naturelle, de n'invoquer contre eux le secours ni de Pluton, ni de Neptune!

Il en est de même de toutes les maladies: il n'y a, dans le corps humain, maladie réelle, entraînant agitation, anxiété, en un mot mouvement critique signalé par la *fièvre*, que lorsque les deux impulsions essentielles, et naturellement opposées, l'une qui marche du centre vers la circonférence, l'autre de la circonférence vers le centre, ont cessé, comme les deux vents généraux à l'équinoxe, de s'enchaîner l'une à l'autre, et, comme ces deux vents, s'entre-choquent dans le sein des obstacles opposés à leur circulation. L'anatomie nous donne à cet égard une importante lumière; elle nous apprend que chaque organe, dans le corps humain, est pourvu de vaisseaux *afférents*, ou consacrés au mouvement de la circonférence vers le centre, et de vaisseaux *efférens*, ou consacrés au mouvement du centre vers la circonférence. La Physiologie nous apprend de plus que la capacité d'action de ces deux ordres de vaisseaux, dans chaque organe, est essentiellement la même, puisque leur équilibre d'action constitue l'état normal, ou la santé de l'organe. Lorsque cet équilibre est rompu, il y a maladie de l'organe, maladie locale; et, par lui-même, l'organe troublé travaille à se rétablir dans l'état normal.

Seul, il en aurait rarement la force, il a besoin de secours; mais quelle doit être la nature de ce secours, et quelle doit en être l'origine? A cet égard, l'analogie encore va être notre guide.

Dans l'atmosphère, ce n'est pas seulement aux deux époques de trouble universel, aux deux équinoxes, que la masse générale réagit contre la perturbation qui a brisé sa circulation paisible. C'est encore à l'occasion de chaque perturbation locale et particulière, de chaque nuage formé dans son sein. Toute la masse de l'atmosphère est liée par cette solidarité intime qui fait le caractère essentiel des corps élastiques.

Il en est de même du corps de l'homme. De tous les êtres organisés, c'est celui dont la solidarité intime a le plus d'activité et de promptitude. Le trouble particulier d'un organe quelconque s'étend subitement à toute l'économie; réciproquement, toute l'économie témoigne, par son anxiété, par sa *fièvre*, qu'elle réagit avec ensemble contre la cause du trouble particulier, et travaille à l'effacer.

Une image parfaite de cette action réciproque est fournie par un concert. Lorsque toutes les parties qui le composent marchent ensemble, il y a calme et plaisir; c'est la santé de l'orchestre. Mais si une seule des parties concertantes presse ou ralentit la la mesure, ou bien exhausse ou abaisse les sons qu'elle est chargée de faire entendre, tout l'orchestre s'émeut, palpite, s'irrite, commande à la partie rebelle de rentrer dans l'harmonie, et, si elle s'y refuse, lui impose silence.

Telle est, dans le corps humain, la terminaison nécessaire de toute maladie partielle; c'est l'économie entière qui, seule, peut la guérir, soit en faisant rentrer dans l'équilibre organique la partie troublée, soit, lorsque cette partie n'est pas d'importance majeure, en étouffant son action. Le concert, alors, demeure incomplet; mais puisqu'il y a encore équilibre organique entre les parties qui restent, c'est un concert encore.

Il suit de là que, lorsqu'un de nos organes est tombé malade, lorsque, par excès d'activité ou par indolence, il trouble le concert de notre économie, notre soin unique doit être de soutenir la force vitale de tous nos autres organes, et, pour la soutenir, de l'employer, mais avec discrétion et prudence, afin de favoriser, le mieux possible, la combinaison médicale de leurs efforts. A cet égard, la nature nous donne des indications claires et faciles. Tout organe encore sain et libre prend du plaisir à exercer la fonction qui lui est confiée, et ensuite à se reposer de cet exercice. Plaisir de l'exercice, plaisir du repos, ou, plus exactement, plaisir dans l'augmentation de l'exercice, plaisir du ralentissement dans ce même exercice, tel est, alternativement, le besoin de chaque partie saine de notre système organique, depuis le cerveau jusqu'aux extrémités de nos mains et de nos pieds. Il faut, lorsque l'on est malade, satisfaire ce double besoin, mais toujours avec modération, et en prévenant la fatigue: car, même dans l'état de santé pleine et entière, lorsque tous les organes appellent l'alternative de l'exercice et du repos, tout plaisir immodéré résulte d'un excès, soit de repos; soit d'exercice, accordé spécialement à un organe particulier, excès nécessairement pris sur l'exercice ou le repos de tous les autres, par conséquent destructeur de l'équilibre.

Comme le désir est, en chacun de nous, l'avant-coureur du plaisir, le vrai Médecin, le Médecin selon la nature, doit conseiller au malade qui le consulte de s'accorder, autant que sa position et l'intérêt d'autrui le lui permettent, l'usage modéré de de tout ce qui, dans ses désirs et ses idées, est doux, innocent et simple.

Par opposition judicieuse à ce principe, le Médecin selon la nature doit détourner le malade de jamais avoir recours à tout médicament qui lui répugnerait, à toute pratique qui lui serait désagréable. Jamais de saignées, parce qu'elles affaibliraient l'organe principal de la circulation; jamais de purgations ni d'abstinence, parce qu'elles affaibliraient l'organe digestif; jamais, à l'extérieur du corps, d'applications irritantes, parce qu'elles affaibliraient l'organe cutané. Si l'on excepte les accidents subits et d'une grande violence, l'empoisonnement, par exemple, dont ne guérirait pas toujours un animal livré aux seules forces de la nature, qui, pour cette raison, avant qu'il n'ait eu le temps de passer dans l'économie, réclame promptement un antidote très énergique; si l'on ne considère que les maladies qui se forment tacitement, lentement, et dont les animaux, comme l'homme, sont suceptibles, on proscrira tout ce que l'on est convenu d'appeler *remède*, parce que l'instinct animal le proscrit, parce qu'il n'est pas une seule de ces substances, nommées remèdes, qui ne porte atteinte à l'ensemble de l'économie, qui, par conséquent, n'entrave ses opérations médicales, ses efforts curatifs. Si les animaux, lorsqu'ils sont malades, s'en affectaient comme l'homme, s'ils craignaient de ne pas faire assez, ni assez tôt, pour guérir, leurs guérisons cesseraient d'être faciles, radicales. Et si, dans la nature, il existait une pharmacie à l'usage de l'atmosphère, nous n'aurions presque jamais de beaux jours.

SECONDE PARTIE.

QUELQUES DÉVELOPPEMENTS.

Je vais donner ces développements sous forme de réponses à trois questions que plusieurs personnes m'ont adressées :

En premier lieu, bien des maladies, lentement et tacitement formées, ne peuvent-elles pas être assimilées à l'effet d'un poison lent qui serait passé tacitement dans l'économie, et auquel il serait utile d'opposer le spécifique par lequel un poison véritable, produisant, à la naissance de son action, des symptômes semblables à ceux de ces maladies, aurait pu être neutralisé?

Réponse. Un poison très actif, un poison mortel qui, à l'instant où il est adressé à l'estomac, va exercer sur ses fluides et ses membranes l'action la plus meurtrière, exige que, dans le sein même de l'estomac, on le mette promptement en contact avec des substances vers lesquelles il ait une tendance encore plus énergique ; ce n'est que par cette diversion rapide que l'estomac, organe d'importance majeure, peut échapper à la destruction.

Mais si un poison moins violent, adressé à l'estomac, n'entraîne pas, sur l'heure, une désorganisation fatale; si, dominé par l'action de l'organe, il passe divisé, disséminé, dans l'ensemble de l'économie, là il n'est plus possible au spécifique d'aller directement le saisir; ce spécifique lui-même, non alimentaire pour l'estomac, n'y trouvant plus le venin qu'il poursuit, car l'ameublement de l'estomac se renouvelle sans cesse, ce spécifique devient inopportun pour l'organe, en trouble les fonctions, l'affaiblit, l'empêche de concourir avec l'ensemble de l'économie à l'expulsion complète de la substance délétère qui s'y est tacitement introduite. C'est, en ce cas, la réaction de tout l'orchestre organique qu'il faut invoquer contre l'intrus discordant qui s'est placé partout. C'est, par conséquent, dans tout l'orchestre qu'à l'aide d'un régime vivifiant et simple, il faut entretenir la puissance de réaction vitale.

Tel doit être le traitement de toute maladie d'un caractère vague et inégal, quelle qu'en soit l'origine; ce sont les plus pénibles à supporter et les plus faciles à guérir. Il ne s'agit, comme dans l'atmosphère aux approches du beau temps, que de dissiper un nuage léger, en donnant un peu plus d'activité aux courants de la vie.

Et telle est l'intention des sectateurs de la médecine *homœopathique*. Les médicaments auxquels ils donnent le nom de *spécifiques* ne sont que de très légers stimulants, qu'ils ont soin même de rendre assez volatils pour qu'il se résolvent dans la bouche, et de là passent par absorption dans l'économie, sans aller se soumettre à l'action de l'estomac.

Mais c'est toujours à l'économie générale qu'ils sont adressés par l'entremise de la bouche ; c'est toujours l'action médicatrice de l'économie générale qu'ils vont tâcher de rendre un peu plus énergique ; or, c'est précisément cette énergie un peu plus intense que les satisfactions simples, sollicitées par l'instinct, amènent sans effort et sans erreur. Si le procédé homœopathique semble plus fréquemment salutaire que celui de toute autre doctrine médicale, c'est parce qu'il consiste presque uniquement dans un régime raisonnable: repos d'esprit et de corps. Sa thérapeutique d'ailleurs peut être considérée comme illusoire; n'employant les prétendus spécifiques qu'à doses excessivement faibles, leur action directe, presque nulle, ne trouble presque point celle des forces naturelles, et peut-être leur inopportunité légère se trouve-t-elle quelquefois avantageusement compensée ; c'est lorsque le malade, étant de caractère à demander que le Médecin fasse quelque chose, commence par se persuader qu'il va être soulagé par le médicament qu'on lui présente. Son imagination est mise alors dans une disposition bénigne ; mais cette disposition serait loin de pouvoir dominer les effets funestes du médicament inopportun, si ce médicament était donné à forte dose.

Tout marche par transition dans les mouvements de

l'humanité. La Médecine selon Hanneman, la Médecine presque innocente, est un pas timide et chancelant vers la Médecine salutaire, vers la Médecine selon la nature et la raison.

—

Seconde question. L'homme malade peut-il être toujours confié innocemment à ses forces vitales? N'est-il pas des cas d'engorgement, de *congestion*, d'*inflammation*, où il est pressant de ménager une déviation extérieure, de produire ce que, en médecine, on nomme une *révulsion?* Et cette méthode de révulsion ne peut-elle pas s'appuyer, par analogie, sur une expérience aujourd'hui généralement constatée? N'est-ce pas par révulsion que l'industrie humaine préserve des ravages de la foudre les édifices sur lesquels des paratonnerres sont placés?

Réponse. Cette analogie, spécieuse sans doute, manque cependant d'exactitude. Ce que l'on entend par révulsif en médecine, une saignée par exemple, fait jaillir au dehors une quantité de sang plus ou moins considérable; et ce sang ne rentre pas dans l'économie; il est perdu sans retour.

Ce n'est pas ainsi qu'opère, à l'égard du globe, la lancette permanente que l'on nomme paratonnerre: fixée par sa base sur un point élevé, liée par une chaîne à la terre humide, et portant sa pointe à une hauteur plus ou moins grande dans l'atmosphère, elle établit une communication facile et soutenue entre l'électricité terrestre et l'électricité atmosphérique; elle facilite, au point où elle se trouve, leur échange réciproque, ou, plus exactement, elle maintient tacitement, entre ces deux courants inverses, ce balancement par voie de croisement circulatoire, qui fait l'état normal dans toutes les parties de l'univers.

L'électricité du globe, c'est, en réalité, son fluide nerveux. Le fluide nerveux, dans l'économie du corps de l'homme, c'est son électricité vitale. Lorsque, sur un des points du corps de l'homme, un des courants nerveux s'engorge et s'accumule, il se fait, sur d'autres points, une stagnation correspondante, et c'est alors que, dans l'ensemble de l'économie, il se prépare, comme dans l'atmosphère, un état d'anxiété générale, une *crise*, un *orage*.

Agissez donc comme le Physicien, rétablissez doucement, tacitement, le balancement circulatoire de l'Electricité vitale; mais ne projetez au dehors, ne dissipez sans retour aucun des éléments qui doivent y concourir.

Comme nous abordons ici la question physiologique la plus étendue et la plus importante, c'est le moment de définir la *vie* avec précision et clarté.

La vie, dans tout être qui la possède, est en lui la faculté de tendre indéfiniment, et en tout sens, à un accroissement de dimensions, et à lutter contre la force extérieure qui réprime ou modère son extension indéfinie.

La vie est donc essentiellement une faculté de ressort, et elle est universelle dans la nature : car tout corps de constitution et de formes déterminées est sans cesse pénétré d'une action intime, d'une *Force d'Expansion*, qui travaille à la développer, à étendre son volume, et, quand elle ne peut y parvenir, à faire jaillir de ses entrailles, et sous forme rayonnante, une transpiration subtile, une Electricité nerveuse, à l'aide de laquelle il se défend contre l'Expansion continue, contre la transpiration coalisée de tous les corps dont il est environné.

Cet effort d'Expansion, de la part de tout corps composé, et cet effort de compression qu'il est contraint de subir de la part de tous les corps environnants, le tiennent sans cesse en alternative de dilatation et de contraction, ou en *vibration* continue.

Ainsi, non seulement tout être organisé, mais tout être inorganisé, tout barreau de métal, tout fragment de rocher, toute masse consolidée, toute planète, toute étoile, et aussi tout globule de gaz, de calorique, de lumière, est un corps élastique, un corps à ressort, un corps vibrant, un corps transpirateur, et, à tous ces titres, un *corps vivant.*

Mais tout corps vivant n'est pas un corps organisé. Cette dénomination n'appartient qu'à une agrégation systématique de corps vivants, plus ou moins nombreux, d'expansibilité plus ou moins active, de vibration plus ou moins rapide, de transpiration plus ou moins subtile, associés entre eux de manière à ce que l'expansibilité, la vibration, la transpiration de chacun soient en harmonie avec l'expansibilité, la vibration, la transpiration de tous les autres, et que de cette concordance de propriétés résulte, pour l'ensemble, une vitalité commune.

Telle est la définition générale de tout individu de l'ordre végétal, de tout individu de l'ordre animal, de tout individu de l'espèce humaine. Chacun de ces êtres, et surtout le plus élevé, le plus compliqué de tous, l'homme, est un faisceau harmonique d'*organes* qui, chacun, sont eux-mêmes autant de faisceaux harmoniques de corps expansifs, réacteurs, vibrants, et transpirateurs de corps *vivants*. Chaque organe a son degré et son mode particuliers d'Expansion vitale. Chacun rayonne, autant qu'il lui est possible, sa transpiration subtile ; mais l'unité, la solidarité de l'ensemble, établissent, entre tous ces foyers d'expansion rayonnante, une tendance à entrelacer, à confondre, à combiner leurs émissions particulières, combinaison qui, tant qu'elle est harmonique, constitue l'état normal ou la santé de l'individu.

Comme les divers organes du corps humain sont inégaux de force vitale, leurs fonctions expansives ne sauraient aboutir à une vitalité générale constamment uniforme, mais au balancement doux et facile de leurs vitalités particulières. Tous les organes ne sont pas à la fois en exercice prononcé ; chaque organe majeur, et, pour ainsi dire, chaque chef d'atelier organique, exerce à son tour, sur l'ensemble de l'économie, une prépondérance qui, pour être bienfaisante, doit être modérée.

Dans chaque moment, l'organe qui est le plus exercé, pour cette raison le plus expansif, le plus dilaté, appelle vers lui la plus grande partie du mouvement général et des fluides disponibles dans l'ensemble de l'économie : c'est ce qui fait que, si son exercice prend trop d'ardeur ou de durée, d'une part ses abords, son tissu, s'encombrent d'humeurs stagnantes; d'un autre côté il jette dans le dénûment tous les organes qu'il a mis à contribution pour établir sa supériorité. Et, à leur tour, ce dénûment, cette faiblesse, jettent dans la stagnation et l'indolence la transpiration naturelle et la vibration continue des organes abandonnés.

Cette double rupture du balancement organique, exactement semblable à celle qui met l'atmosphère en état d'orage, ne peut être portée à un certain degré sans froisser, dans tout l'individu, le Principe qui l'anime. Ce Principe, l'Expansion, dont la tendance essentielle, dans l'homme, comme dans l'animal, comme dans le végétal, comme dans l'atmosphère, comme dans toute la nature, est le balancement par voie de croisement circulaire, travaille à le rétablir, et, pour cela, à briser, à dissoudre les obstacles qui s'y opposent. De là procèdent les invitations de l'instinct : l'homme qui se trouve dans cette situation pénible sent le besoin de laisser reposer l'organe qui s'est porté à un excès d'exercice, et en même temps d'exercer, mais avec modération, ceux que l'organe usurpateur a jetés dans la torpeur et la faiblesse. La substance de ces organes délaissés s'est repliée sur elle-même ; elle s'est contractée ; ce n'est que graduellement qu'elle peut être distendue, et reprendre ses droits.

Dans les cas ordinaires, et qui sont très fréquents pendant l'existence de l'homme, lorsqu'il n'y a encore que pléthore naissante dans le tissu et les abords d'un organe qui vient d'être trop fortement ou trop long-temps occupé, le simple repos de cet organe, et l'exercice modéré, varié, de ceux que l'instinct désigne comme désirant cet exercice, suffisent pour ramener une distribution balancée de l'Expansion, pour rétablir l'Équilibre de circulation.

Dans les cas forcés, lorsque, par exemple, une congestion opiniâtre a commencé à se former dans les annexes de l'organe cérébral par l'effet d'une contention d'esprit trop prolongée, il y a douleur dans l'organe même : car, par son Expansion centrale et essentielle, il se débat, autant qu'il lui est possible, contre l'oppression que lui causent les substances épaissies, indolentes, que lui-même a appelées. Son état de lutte, d'agitation, de *fièvre*, s'étend à toute l'économie ; toutes les vibrations particulières se mettent en discorde, ce qui rend la *fièvre* générale ; en même temps, tout le Système musculaire perd sa force et son aplomb. Situation très pénible ; l'homme qui l'éprouve est naturellement porté à la considérer comme périlleuse, et le Médecin qu'il consulte à juger prudent et utile d'appliquer à l'autre extrémité du corps, et le plus loin possible du cerveau, un *révulsif* assez énergique pour occasioner là une douleur plus vive que celle du cerveau, pour éteindre celle-ci, pour annoncer par conséquent que, à l'aide d'un tel procédé, une déviation salutaire s'est établie.

Il n'y a point de déviation. A l'instant où une saignée est pratiquée à la partie inférieure du corps, les humeurs qui encombrent le cerveau y restent, ne se portent point vers la plaie artificielle ; de cette plaie il ne coule que du sang. Sur l'heure, il est vrai, le malade est soulagé, parce qu'une telle déperdition a diminué la pléthore générale, et a donné par conséquent à l'Expansion générale plus de facilité pour s'effectuer ; mais, en résultat, l'économie vitale a été altérée, parce qu'un de ses organes, qui se trouvait dans l'état sain, a été blessé.

Rappelons une analogie simple et exacte. Lorsqu'un concert se dérange par le désordre d'une de ses parties, le chef de l'orchestre, pour y remédier, ne va pas mettre le désordre dans une autre partie, ou seulement l'affaiblir. Au contraire, il enjoint à toutes les parties saines de redoubler de zèle, et de conserver soigneusement entre elles le lien de l'harmonie, afin d'y ramener le plus tôt possible la partie discordante.

Or, il est une vérité majeure et d'une application immense ; la voici : Tout être organisé est composé de corps très subtils, en vibrations continues, qui ne se sont associés que parce que leurs vibrations étaient concordantes entre elles comme celle de tous les instruments d'un même concert, en sorte que l'état musical, l'état de concert, est, pour tout être organisé, l'état normal et naturel. L'indéfinie variété des êtres organisés procède directement de l'indéfinie variété de leurs parties concertantes; les plus abaissés dans l'échelle n'ont admis qu'un très petit nombre de ces parties concertantes, et les vibrations de chacune de ces parties sont languissantes; ce qui rend le concert morne et indolent. A mesure que le nombre des parties concertantes augmente, et que les vibrations de chacune ont plus d'énergie, l'être organisé qui résulte de leur agrégation harmonique s'élève en facultés et en importance. L'espèce humaine est au sommet de l'échelle des êtres organisés, ou harmoniques; et, dans le concert humain lui-même, il y a un très grand nombre de genres et de degrés.

Mais dans tout individu de l'espèce humaine, dans tout homme, dans toute femme, dans tout enfant, l'état de concert ou de santé est l'état naturel; c'est celui que la puissance de l'individu travaille sans cesse à rétablir lorsqu'il a été troublé par imprudence ou par accident. L'état de trouble, en se prolongeant, aboutit toujours à la congestion de certains organes, et à la débilité de certains autres; mais lorsque la congestion se donne pour symptômes une douleur vive et une fièvre générale, elle témoigne, par ces symptômes mêmes, que le sujet en qui elle s'est formée, et l'organe qui en est le siége, sont encore doués d'un fonds puissant d'expansion vitale. Ne souffre pas qui veut. Lorsque l'atonie mortelle s'empare de l'homme, alors seulement il n'est plus susceptible ni de fièvre, ni de souffrance, parce qu'il n'y a plus combat entre son expansion propre et l'expansion environnante.

Toute douleur violente, amenée par un trouble organique, atteste donc que l'homme qui l'éprouve est dans une situation, cruelle sans doute, mais susceptible de guérison, et parfaitement semblable à celle de l'atmosphère lorsque l'orage s'apprête à éclater; c'est de même, dans le sein de cet homme, une force véhémente, mais mal distribuée, mais écartée du balancement harmonique, qui cherche brusquement à le ressaisir. Lorsque, dans l'atmosphère, la crise atteint son terme, lorsque la foudre éclate, elle ne tue ni l'atmosphère, ni le globe; elle ravage quelques points isolés, mais elle rétablit les rapports généraux; et lorsqu'elle a consommé son ouvrage, lorsqu'elle ne gronde plus, l'atmosphère reprend sa sérénité; les habitants de la terre retrouvent, à sa surface, la fraîcheur et le bien-être.

Ici se montre encore une grande analogie : témoignage frappant de l'unité qui règne dans le plan de la nature.

Tout peuple est un être vivant; la civilisation est, en lui, le travail de la vie. Comme dans le corps de l'homme, comme dans l'atmosphère, l'action vitale, dans le corps social, a sans cesse pour but la distribution balancée de toutes les expansions particulières.

Que, dans un État dont la vie est ardente, ce balancement soit rompu, il y a souffrance, maladie. Que cette rupture s'étende, se maintienne, il y a, au terme critique, bouleversement, *révolution*, orage. L'instant venu, la foudre tombe; elle écrase le trône, les grandes fortunes, tous les points exhaussés. Mais la tourmente s'épuise; tout se renouvelle, le ciel s'épure, l'équilibre se rétablit.

Telle serait, pour l'homme d'un bon tempérament, l'issue de toute maladie conduite, par intensité et par durée, à une crise violente; et disons encore que toute crise violente ne peut saisir que l'homme d'un bon tempérament. Mais celuiqui en est menacé vous demande d'adoucir ses douleurs, de prévenir l'orage dont l'idée l'épouvante. Écoutez ses vœux ; abrégez sa souffrance, détournez-en l'excès. Imitez les Rois sages qui, par des concessions prudentes, écartent les tempêtes. Si votre malade se trouve dans le cas que nous avons pris pour exemple, s'il sent en lui-même les symptômes d'une congestion cérébrale, conseillez-lui de suspendre toute contention d'esprit, de la remplacer par un travail mécanique, léger, facile, dont l'objet l'intéresse. Si le temps est doux et le ciel serein, qu'il se repose au soleil, la tête à l'ombre; qu'il respire, autant qu'il lui sera possible, un air sain et libre, surtout l'air frais du matin : sa vitalité générale en sera fortifiée ; de plus, son organe pulmonaire se soumettra bientôt, le matin surtout, à une expectoration abondante, qui servira son Expansion générale en rejetant au dehors une grande quantité d'humeurs muqueuses. Ce dégagement obtenu, que des aliments simples, agréables au malade, excitent aussi, vers l'estomac, une déviation modérément nutritive; lorsque la digestion en sera faite, ou assez avancée, que des lotions plus ou moins étendues, et toujours au gré du malade, appellent vers la surface de l'organe cutané une révulsion également bénigne ; ses mains, ses pieds, sa tête, toutes les parties de son corps, ainsi légèrement mouillées, et, par un frottement ménagé, varié, se mettant en communication réciproque, formeront aussitôt, pour l'ensemble de son économie, un agent d'équilibre vital, semblable à l'appareil électromoteur que l'on nomme paratonnerre; toute son électricité nerveuse se laissera ramener, non seulement sans résistance, mais avec attrait, à la distribution uniforme, au balancement normal; quelques jours de ce régime suffiront pour que toute liberté soit rendue à l'Expansion vitale, et que la maladie soit terminée.

Mais si, au lieu de combiner sagement ensemble les effets certains de ces révulsions douces et naturelles, vous provoquez au hasard une révulsion brusque et violente ; si vous blessez profondément, à l'aide du moxa ou d'un cautère, un point particulier de la surface du corps ; si, à l'aide d'une saignée, vous retranchez de la circulation intérieure une quantité plus ou moins considérable du liquide vital, vous établissez à l'extérieur un foyer brusque et isolé de spoliation organique ; vous troublez toute l'économie qui, étant constituée solidairement dans toutes ses parties, est nécessairement compromise toutes les fois qu'il s'effectue quelque part, à la surface du corps, un mouvement outré de dissipation.

Aussi trop souvent, par votre procédé, la maladie ne sera que dissimulée; elle reparaîtra sous d'autres formes. Que d'affections apoplectiques, traitées avec violence, ont dégénéré en hydropisies, en paralysies !

Et, enfin, si votre malade, soulagé, mais non guéri, n'éloigne pas la cause de sa première congestion cérébrale, s'il en revient à occuper trop fortement son esprit, une seconde congestion ne se formera-t-elle pas en lui plus aisément, par cela même que son tempérament aura été affaibli? Pour dévier cette seconde congestion, ne serez-vous pas contraint d'employer un révulsif plus violent que le premier? Une troisième congestion, qui aura été encore plus facile que la seconde, n'appellera-t-elle pas un révulsif encore plus énergique? Où s'arrêtera cette progression? le temps n'arrivera-t-il pas où vous ne pourrez plus revenir en arrière et remonter vers la nature; où, pour avoir saigné, cautérisé, une première fois, par précaution superflue, vous aurez été entraîné à la nécessité fatale de toujours saigner, toujours cautériser, et toujours à plus forte mesure, et à la fin sans aucun fruit ?

Les exemples simples et familiers éclaircissent les exemples rares et qui ont plus d'importance. Voici un exemple bien simple, bien familier :

Les hommes qui de bonne heure ont fait usage du tabac en poudre n'ont cherché d'abord, du moins le plus grand nombre, qu'à dissiper par une révulsion légère et soutenue les embarras confus de leur cerveau. Au début de cette détermination, ils n'ont employé le révulsif qu'avec modération; une petite quantité suffisait pour produire l'effet désiré ;

graduellement, la dose nécessaire pour produire le même effet a été augmentée ; le temps est arrivé où l'augmentation outrée même est devenue inefficace. C'est vainement, et sans compensation, qu'ils ont affaibli en eux-mêmes le sens si précieux de l'odorat, et la faculté encore plus précieuse de la mémoire.

—

Passons maintenant au phénomène morbide le plus douloureux et le plus grave, à l'*inflammation*,

Toute congestion qui persévère devient un corps qui travaille à se constituer isolément de l'ensemble de l'économie : c'est par conséquent un foyer d'expansion particulière, sans relations avec l'expansion générale.

Quel que soit l'organe intérieur au sein duquel s'est formée une congestion concrète et opiniâtre, l'effet et les symptômes sont les mêmes que lorsqu'un corps étranger, tel qu'une épine, a pénétré et s'est fixé dans le sein de l'organe cutané. Autour et à l'occasion de toute congestion cherchant à devenir concrète, de tout *squirrhe*, de toute *obstruction*, comme autour et à l'occasion de l'épine, il y a tumeur, rougeur, chaleur ardente, caractères qui ont motivé le titre d'*inflammation* donné à cet état pathologique.

Quel doit en être le traitement ? La nature nous l'indique par le procédé que suivent les animaux dans le cas le plus simple.

Un chien blessé par une épine qui est entrée dans une de ses pattes, s'est fixée dans la plaie, et qu'il n'a point l'adresse d'en faire sortir, reste en repos, lèche la plaie souvent et avec ménagement, de cette manière favorise l'effort continu de son expansion centrale pour évacuer, et le corps étranger, et les dépôts purulents dont ce corps s'est graduellement environné.

L'expulsion consommée, plus de douleur, plus de chaleur, plus de fièvre ; et la plaie se *cicatrise* ; c'est-à-dire que l'expansion organique ferme la brèche du tissu, en allongeant les fibres interrompues, et les entrelaçant de manière à rétablir la continuité de l'organe.

Sans doute une plaie occasionée, dans le tissu d'un organe intérieur, par une congestion opiniâtre, quoique molle encore, produit dans l'économie un désordre bien pluscompliqué, bien plusintense que celui dont nous venonsde décrire la naissance et le terme. Mais il n'est pas moinsévident,que puisque les symptômes sont d'une similitude absolue, que seulement ils sont plus marqués et plus soutenus, le procédé curatif doit être conduit par les même principes. Là également expulsion à opérer, non seulement de toute la substance du corps étranger à l'économie qui cherche à se former, mais de toutes les matières en voie de désorganisation dont il s'est déjà environné. Là encore c'est l'expansion vitale de toute l'économie qu'il faut mettre en œuvre et favoriser en adressant, autant qu'il est possible, vers la plaie intérieure, des liquides onctueux, détersifs, analogues à la salive de l'animal.

On sait aussi que, pendant toute la durée d'une affection inflammatoire, l'instinct du malade le porte à désirer des boissons légères, rafraîchissantes, du lait, de bons fruits, des aliments simples et d'une digestion facile, qui puissent donner au sang, et, par celui-ci, à toutes les sécrétions qui en émanent, de la douceur et de la ductilité. C'est par leurs secours que l'Expansion vitale parvient, à l'aide de plus ou moins de temps, à résoudre et expulser tous les embarras qui gênaient la régularité de son action. Il lui reste ensuite à cicatriser la plaie intérieure; et elle y procède tacitement par le moyen qu'elle emploie pour cicatriser toute plaie extérieure. Le tissu de chacun de nos organes intérieurs est, comme le tissu de l'organe cutané, et généralement comme tout tissu animal ou végétal, le fruit d'un entrelacement de fibres que l'Expansion a développées, associées, enlacées, et dont elle rétablit soigneusement la continuité aussitôt que la cause qui l'avait rompue est écartée.

On voit ainsi que dans aucun cas d'inflammation, soit interne, soit externe, il n'est opportun de provoquer une dérivation par des moyens forcés, qui toujours portent atteinte à l'organe où on les pratique, et par conséquent à la force générale de l'économie. Sans doute l'organe extérieur, l'organe cutané, doit être mis dans une disposition favorable à l'action expulsive que l'Expansion centrale cherche à produire. Tenez donc votre organe cutané dans une propreté soutenue, dans une douce température ; mais ne le blessez en aucun point de sa surface, car c'est d'ensemble et d'unité dans ses efforts expulsifs que l'Expansion centrale a besoin pour opérer une guérison stable et radicale ; tout artifice curatif que vous croyez devoir employer n'est autre chose qu'un nouvel embarras que vous suscitez à l'Expansion centrale, par conséquent une force que vous lui enlevez ; et il ne vous est que trop facile de porter contre elle les embarras et les obstacles jusques à rendre inutiles toutes ses tentatives, ou même anéantir sa puissance.

—

Troisième question. Mais n'est-il pas des cas tellement avancés en mal et en souffrance, que la mort soit inévitable si on ne leur oppose au plus tôt un artifice curatif, brusque, violent ?

Réponse. Nous avons déjà établi que toute rupture de l'équilibre organique prépare, au sein de l'économie, la composition de corps qui lui sont hétérogènes ; et ces corps hétérogènes, si l'on ne se hâte de les dissoudre par la seule force, sagement employée, de l'Expansion centrale, si on leur permet de s'accroître, de s'invétérer, de se consolider, finissent par se constituer, isolément de l'ensemble, en foyers d'Expansion aggressive, en véritables organes d'usurpation et de destruction. Prenons, pour nous faire entendre, un exemple simple et familier.

Un homme jeune, d'un tempérament actif, aime à marcher, à se promener; cependant, il aime aussi à enfermer ses pieds dans une chaussure étroite. Bientôt, par l'effet d'une Expansion vive, répercutée au même degré par une compression indiscrète, une portion de la substance vitale circulant dans les pieds du jeune homme s'exprime hors de cette circulation, tout en restant fixée sous les entraves qui la retiennent. Ainsi se forment, sur un ou plusieurs doigts des pieds, des tubercules très incommodes, des *cors*, exerçant une pression fort douloureuse sur toutes les parties adjacentes. Et ces tubercules sont manifestement constitués en foyers particuliers d'Expansion propre, en concrétions vivantes : car chacun, semblable à tout germe naissant, est de forme sphérique ou lenticulaire, et tend indéfiniment à s'accroître autour de son centre d'action. Si vous l'extirpez, le jeune homme sera soulagé ; mais si la chaussure continue d'être gênante, compressive, et si le mouvement du pied continue d'être fréquent, le tubercule ne tardera pas à se reproduire. Si, au contraire, une liberté soutenue est donnée à l'expansion de toutes les parties du pied, le tubercule ne tardera pas à s'épuiser, à s'évanouir.

Supposons maintenant que, par un caprice bizarre, le jeune homme tienne ses pieds à la gêne sans interruption, le jour et la nuit, et qu'ainsi le corps hétérogène qui s'y est formé ne soit jamais, ni extirpé par le fer, ni dissipé par l'Expansion centrale : alors l'expansion propre, la vitalité spéciale de ce corps hétérogène, deviendra beaucoup plus énergique que celle des substances environnantes, elle envahira celles-ci ; elle constituera, au point où ce corps a pris naissance, un foyer ardent d'expansion délétère, un foyer de *gangrène* dévorante, rapide, qui vous imposera la nécessité pressante de trancher le pied dans le vif pour sauver le reste du corps.

C'est ainsi que, par l'effet non interrompu d'habitudes funestes, ou de fortes erreurs médicales, se forment, au sein d'organes plus ou moins importants, ces masses *cancéreuses*, que les animaux libres sont si loin de connaître, qui n'assiégent que le corps de l'homme, et qui aspirent à absorber toute sa vie pour assouvir leur voracité. Lorsque leur production fatale s'est élevée à un certain degré d'envahissement et de persistance, il faut au plus tôt extirper, trancher ; et si la position de l'horrible foyer rend l'opération impossible......., il faut mourir !

Prévenez donc, dans votre économie, la naissance, ou du moins l'accroissement de ces hôtes cruels; et, pour cela, ménagez soigneusement toutes les sources de vos forces organiques ; n'en laissez débiliter aucune : car, dans votre concert vital, chacune est chargée d'une fonction nécessaire à l'harmonie de l'ensemble. Mais n'oubliez pas non plus que c'est uniquement par le concours et l'autorité de l'ensemble que chacune peut être maintenue dans ses fonctions, et les remplir avec intégrité.

...... Qu'apprends-je, au moment où j'écris ces lignes! (10 avril 1835) Quel événement; l'Europe s'afflige; le Portugal est consterné! la France pleure! Le fils d'Eugène, le petit-fils de Napoléon, le duc de Leuchtenberg, âgé de vingt-quatre ans, est mort en trois jours!

Cette mort contre nature ne justifie que trop mon opposition à un système de Médecine que la nature désavoue. Examinons :

Un jeune Prince est appelé, par la fille de Don Pedro, pour l'aider à consommer l'œuvre politique de son illustre père. L'époux qu'elle a choisi est né en Allemagne; il y a passé ses premières années; il y a pris son tempérament. Le climat brûlant du Portugal ne pouvait que lui imprimer subitement une modification, que ce jeune homme aurait certainement dominée, mais qui l'invitait, pendant quelque temps, à des ménagements.

Le jeune homme n'en prend pas; il se livre avec ardeur aux soins que lui imposent la confiance de la Reine et l'affection de ses nouveaux concitoyens.

Tout homme, même d'une constitution excellente, a un organe plus faible que les autres, et sur lequel se portent plus sensiblement les effets des désordres passagers. Dans le jeune Prince, c'est l'organe guttural.

« Dès le 20 mars, dit le journal officiel, le Prince royal se plaignit d'un mal de gorge. Le 22, quoique son indisposition ne fût point calmée, il voulut faire une partie de chasse par un soleil très ardent; il fut vivement incommodé par la sècheresse de l'air, la poussière et la chaleur. »

Cette imprudence, dont un médecin prévoyant l'aurait détourné, témoignait cependant qu'il avait en lui-même le sentiment d'une force énergique. Ce sentiment est le danger habituel des hommes très animés.

L'influence de cette partie de chasse sur la santé du jeune Prince ne fut point d'ailleurs très funeste: car, le lendemain, dit encore le journal officiel, le Prince n'eut qu'un *peu de fièvre, et le mal se présentait sans grand caractère de gravité.* »

Que fallait-il pour le dissiper? Du repos, des soins, une alimentation douce, simple, principalement aqueuse. Ce même jour, les animaux qui avaient accompagné le jeune homme à la chasse, son chien, son cheval, plus fatigués que lui peut-être, se reposaient, buvaient avec abondance de l'eau pure, ce liquide tutélaire, dont la nature a fait universellement le véhicule de l'Expansion et de la vie; ces animaux, sages par instinct, pressés du besoin de recomposer tacitement leurs forces, laissaient agir la Nature, qui les leur avait données; ils ne s'imposaient pas les dépenses les plus violentes, ils ne sollicitaient pas un exercice excessif.

Quel est l'effet, sur tout Etre vivant, d'un exercice excessif? C'est l'évacuation outrée de ses fluides organiques. D'où il suit que toute évacuation outrée de fluides organiques équivaut, par ses effets, à un exercice excessif.

Et le jeune homme, déjà épuisé de fatigue, est soumis pendant trois jours à *des saignées générales et locales, à des cataplasmes, des sinapismes, des applications de caustiques !.....*

Quelle force ne lui fallait-il pas pour ne succomber qu'au terme de trois jours à un régime si meurtrier!

Ah! pour l'humanité, quel fléau que l'erreur! Hâtons-nous d'en éteindre la source; elle est tout entière dans l'ignorance des lois qui conduisent la Nature. Que la Raison marche, éclairée par la Science. Déjà, dans l'ordre des idées qui nous occupent, en Physiologie, en Médecine, le progrès est sensible. Que de maladies s'en vont ou s'affaiblissent! Il n'y a pas vingt ans que les affections inflammatoires faisaient bien plus de ravages: aux congestions intestinales, par exemple, on avait l'inconcevable imprudence d'opposer les émétiques, les vomitifs. M. Broussais les a bannis de sa thérapeutique; c'est une immense amélioration.

Étendons nos vœux et nos espérances. Que tous les Médecins d'une renommée grande et juste se concertent pour consommer en Médecine la révolution la plus salutaire; que, placés par leurs fonctions et leurs lumières à la tête des disciples de la Nature, ils proclament sa puissance; qu'ils repoussent, comme désavouée par elle, toute médication factice; que, sous sa direction, ils ne mettent en œuvre, dans le traitement de toutes les maladies, que les forces qui restent aux malades, sans leur en fournir d'auxiliaires, que la Nature déclare funestes à l'homme en état de désordre organique, puisqu'elle les a rendues désagréables, rebutantes, révoltantes dans l'état de santé.

Mais ces derniers mots conduisent à l'examen d'une objection qui m'a été souvent opposée, et qui mérite une attention particulière.

—

TROISIÈME PARTIE.

OBJECTION PRINCIPALE.

L'homme social, l'homme des peuples civilisés, n'est pas, comme les animaux libres, comme le sauvage, dans l'état de nature. Sa vie est presque toute artificielle : lorsqu'elle s'altère, ce n'est donc point la nature, c'est un art véritable, c'est l'art médical qui doit se charger de la rétablir.

Réponse. La Nature fait seule tous les Êtres vivants ; elle ne fait pas les ouvrages de l'industrie humaine. Elle ne fait pas une montre ; c'est l'homme qui en prépare et en assortit les diverses parties : la Nature se borne à en fournir la matière. Si la montre se dérange, l'industrie humaine, qui seule l'a produite, peut seule en réparer le désordre.

Mais la Nature seule fournit et organise la substance de l'homme, et, dans l'organisation de l'Être humain, elle établit un grand nombre de degrés. Celui que nous appelons sauvage est l'homme au premier degré, au degré le plus simple ; celui que nous appelons homme éclairé, intelligent, civilisé, est encore l'homme, mais au degré élevé, compliqué.

En s'élevant ainsi, en acquérant, non de nouvelles facultés, mais une plus grande étendue de ses facultés essentielles, l'homme ne change pas de caractère organique, ne cesse pas un instant de rester exclusivement ouvrage de la puissance universelle. Toute son organisation, lors même qu'elle s étend le plus, ou se modifie avec le plus d'avantages, se fait en lui à son insu, principalement pendant le sommeil de ses sens et de sa volonté. C'est alors évidemment, mais c'est aussi pendant qu'il veille, que la Nature seule met en œuvre, dans son sein, les aliments dont il se nourrit, l'air qu'il respire, les soins même de bien-être, d'arrangement, de propreté, qu'il prend plaisir à se donner.

Lorsque le progrès social, aidé par les faveurs de situation, fournit à l'homme des aliments plus actifs ou plus substantiels, des vêtements, des logements, qui le défendent mieux contre les vicissitudes de l'atmosphère, des jouissances plus nombreuses, plus variées, plus vivifiantes, il lui imprime ainsi, mais toujours sous l'autorité et la direction de la puissance universelle, des désirs plus ardents, des passions plus impétueuses ; mais il multiplie au même degré, par l'ardeur de l'action environnnante, les obstacles, les rivalités, que toute passion rencontre. C'est ainsi qu'il amène sur la vie de l'homme civilisé des contrariétés, des peines, des maladies qui sont épargnées à l'homme sauvage. C'est ainsi encore que, par les séductions des sens, il offusque souvent la raison de l'homme opulent et civilisé ; il l'excite à traverser, dans ses plaisirs, le terme de modératino et de sagesse, à tomber dans le désordre organique par l'abus de ses facultés naturelles.

Mais si l'homme dont l'organisation s'est élevée par les faveurs de la civilisation et de la fortune est exposé, par la richesse même de son organisation, à souffrir plus vivement, plus profondément, que l'homme indigent ou l'homme sauvage, il possède aussi, par cette même supériorité d'organisation, et par sa position, plus de moyens de dissiper les altérations de tempérament qui causent ses douleurs ; il lui suffit pour cela de recourir modérément aux satisfactions douces, innocentes, salutaires, dont il se sent susceptible, aux satisfactions dont la Nature s'est servie pour lui donner sa supériorité d'organisation.

En résultat général, comme, dans chaque individu de l'espèce humaine, la faculté de jouir et celle de souffrir sont toujours égales entre elles, parce que toujours elles s'élèvent ou s'abaissent ensemble, il en est nécessairement de même de la disposition aux maladies et de la faculté de se rétablir ; leur niveau est constant dans toute l'espèce humaine. Suivez quelque temps, dans les diverses phases de leur existence les hommes d'un tempérament très animé, vous reconnaîtrez que tout en eux, chute et rétablissement, est rapide et énergique. Au contraire, dans les hommes sans chaleur, la chute est molle, lente, le retour à la vie est morne et languissant.

Sous le rapport de la santé et des maladies, il n'est

donc point d'exception dans l'espèce humaine, quoiqu'il y ait dans le tempérament et la situation des hommes une infinie variété. Chaque individu, quelles que soient sa place et sa nature, riche ou pauvre, vif ou indolent, jeune ou âgé, artiste ou laboureur, homme de peine ou de cabinet, éclairé ou ignorant, intelligent ou sans intelligence, chaque individu ne s'altère, ne souffre, ne tombe malade, que lorsque, par sa faute ou par celle des circonstances, il se trouve en lutte avec son organisation primitive, avec ceux de ses goûts qui sont simples, naturels, qu'il peut avouer sans honte. Que cette lutte cesse, et il ne souffre plus, et il guérit, et c'est pour lui le seul moyen de guérir.

Lors donc que vous verrez des maladies qui persévèrent, quoique l'homme qui en est affecté semble ne vivre qu'au gré de ses goûts simples et naturels, des goûts qui l'ont caractérisé depuis son enfance, dites avec certitude que la conformité n'est pas complète, il y a nécessairement, dans ses idées pratiques, une erreur secrète, ou bien un goût dépravé, né de l'abus de ses goûts simples, ou bien encore, dans sa position, un inconvénient dissimulé, qui portent à son organisation primitive un opiniâtre dommage.

Que le Médecin alors, par des questions bienveillantes, et une investigation discrète, cherche à découvrir cet inconvénient, cet abus, cette erreur. Lorsqu'il y sera parvenu, qu'il en sollicite l'abandon ; il ne lui sera pas toujours facile de l'obtenir : dans quelques hommes l'abus des goûts primitifs est si invétéré ! d'autres, en dépit de la raison et de l'expé rience, s'obstinent à considérer comme si vraie, si salutaire, une idée fausse, née de leur imagination, ou de l'éducation qu'ils ont reçue, ou de funestes exemples!

Que le Médecin ne se rebute pas ; qu'il soit patient, affectueux, indulgent ; qu'il parle à son malade comme les vertueux confesseurs parlent aux chrétiens qui viennent déposer dans leur sein leurs chagrins et leurs fautes. La santé renaîtra naturellement aussitôt que la cause de perturbation aura été repoussée ; de même qu'à la voix des vertueux confesseurs, la paix de conscience, qui est la santé de l'âme, est rétablie aussitôt que les sentiments déréglés sont sacrifiés.

Comme toute peine de l'âme se résout en maladie du corps, le temps approche où la Morale positive émanera de la science précise, et où, pour cette raison, la fonction du Médecin et celle du Moraliste seront confondues. Le vrai Médecin, juge éclairé de toutes les infirmités, de leurs effets et de leurs causes, sera le guide et le consolateur du Genre humain ; il calmera tous les genres de douleurs ; il guérira tous les maux qui pourront être guéris ; et lorsqu'il en trouvera d'incurables, lorsque les malades ou les infortunés qui se seront confiés à ses soins ne pourront écarter de leur position les causes de leurs souffrances, il les portera doucement à la résignation ; il leur montrera que, dans toutes les situations humaines, il y a des circonstances, des conditions, préjudiciables à la santé et au bonheur ; que ne pas en murmurer, c'est en émousser l'atteinte ; que d'ailleurs, l'habitude, le temps, finissent par les rendre supportables, et que la paix de l'âme, la sagesse des idées, rendent chaque jour plus faciles les effets salutaires du temps et de l'habitude.

Je résume cet écrit.

La santé, dans l'homme, comme dans tout Être organisé, n'est autre chose que la vie complète et harmonique. En chacun de nous, lorsque nous la possédons, elle s'est établie seule, et par les seules forces de la Nature : ce n'est donc que seule, et par les seules forces de la Nature, que, lorsqu'elle a été altérée, elle peut se rétablir.

Mais l'homme se distingue des êtres inférieurs par une faculté, l'imagination, source de craintes, de désirs, d'espérances, de prévoyance. Lorsqu'il souffre, lorsqu'il est malade, il cherche indiscrètement à presser, ou même à précipiter l'ouvrage de la Nature; ce qui contrarie cet ouvrage, le retarde, souvent le fait échouer.

Jusqu'ici la Médecine, née de cette impatience, ne l'a que trop bien servie; il est temps qu'elle s'emploie à la modérer; il est temps que, fondée sur la physiologie et, par la physiologie, sur le Système universel, la Médecine conduise l'homme à bien savoir, en santé et en maladie, ce que la Nature veut en lui.

Lorsque l'homme est en santé, la Nature veut maintenir en lui l'équilibre des organes; lorsqu'il est malade, elle veut ramener cet équilibre, et cela par les moyens qu'elle avait déjà employés pour le produire. Ces moyens ont pour indicateur, dans l'homme malade, tout désir modéré d'actes, ou de repos, ou de plaisirs, qui sont à sa portée, et dont il sent que son corps ou son esprit sont encore susceptibles : plaisirs de la conversation, ou de la lecture, ou des beaux-arts, ou de la promenade, ou de l'exercice mécanique, ou du badinage avec des enfants, ou d'un spectacle qui amuse, ou du sommeil, ou de la nourriture, ou des soins de propreté, en un mot de tout ce qui attire sans agiter. Jamais de *remèdes;* jamais de pratiques, d'opérations, repoussées par l'instinct. La Nature, ne les ayant jamais employées pour conduire l'homme à l'état de santé, ne saurait les employer pour le rétablir.

La Médecine se trouve ainsi très simplifiée ; il semble même que la profession de Médecin en devient inutile. Elle le deviendrait si tous les hommes pouvaient être sages et éclairés. Chacun, après avoir considérablement diminué, pendant son existence, les causes de perturbation organique, se guiderait aisément lui-même contre les effets des perturbations qu'il n'aurait pu éviter.

Mais la sagesse et l'instruction seront toujours, sur la terre, l'apanage du petit nombre ; faiblesse d'âme, faiblesse de lumières, c'est ce qu'il y aura toujours de plus commun dans l'humanité. Aux premières atteintes d'une maladie caractérisée, la plupart des hommes prendront toujours de l'inquiétude ; dans le trouble de leur esprit, ils ne sauront point discerner, parmi les indications de leur instinct, celles qu'il leur est le plus convenable de suivre ; encore moins sauront-ils découvrir dans leur régime, dans leurs idées habituelles, dans les circonstances de leur position, ce qui a porté le désordre dans leur système organique, ce qu'il est pressant d'écarter. Et les femmes, dont l'imagination est plus vive que celle des hommes, seront toujours plus exposées que les hommes à s'alarmer des moindres souffrances, à augmenter leurs maladies par l'empressement de s'en délivrer; et pour un grand nombre parmi elles, pour celles qui sont excellentes mères, épouses dévouées, nulle raison, nulle prudence ne seront écoutées, nulle tranquillité ne leur sera possible lorsque la maladie atteindra l'un des objets de leur tendresse.

Un Médecin sera donc toujours nécessaire à la plupart des hommes, et à presque toutes les femmes, pour les rassurer et les conduire. Un Médecin digne de ce titre; un Médecin éclairé en Physique, en Physiologie, en Morale; un Médecin connaissant la constitution de l'univers, et, par elle, la constitution de l'homme, son plus magnifique ouvrage; un Médecin, vrai Philosophe, sachant par sa conduite imposer le respect, par sa bonté gagner l'affection, par sa discrétion inspirer la confiance, un vrai Médecin fera recevoir ses conseils comme oracles de la Nature. Et, en effet, sagesse d'idées, calme de la conscience, plaisirs variés, innocents et simples, la Nature ne donne jamais à l'homme d'autres conseils.

—

Je viens d'exposer la véritable Doctrine médicale. Je ne crains pas qu'on la confonde avec la *Médecine expectante*, Médecine réservée par la Nature aux animaux, parce que, réduits à l'instinct, privés de raison, d'intelligence, ils n'exercent par eux-mêmes aucune influence sur leur destinée. Les animaux, d'ailleurs, lorsqu'ils sont malades, peuvent laisser à la Nature tout le temps qu'elle réclame pour les guérir. Mais l'homme social est, sur la terre, dans une situation plus ou moins compliquée ; il a des occupations, des devoirs, des affaires ; il forme des vœux, poursuit des espérances. Lorsqu'il est malade, indépendamment de ce que la souffrance l'inquiète ou le fatigue, il l'accuse de lui faire perdre du temps ; sa patience ne peut jamais, comme celle de l'animal, devenir de l'incurie ; l'homme le plus calme par caractère, le plus résigné par sagesse, désire cependant encore, lorsqu'il est malade, arriver le plus tôt possible au terme de son mal.

Mais l'homme à la fois sage et éclairé sait que ses désirs, pour être praticables, ne doivent jamais sortir du plan de la Nature ; qu'il n'est même pour lui qu'un moyen de hater l'accomplissement de ses desirs, c'est de bien connaître la ligne simple, directe, que la Nature cherche à suivre pour le satisfaire, de se placer lui-même sur cette ligne, et d'écarter, autant qu'il lui est possible, les obstacles qui en gênent la rectitude, qui en troublent lasimplicité.

Tel est l'esprit de la *Médecine vraie*, de la Médecine que je propose ; elle invite le Médecin à bien discerner, dans le caractère, les habitudes, les idées, la position du malade, les causes, immédiates ou éloignées, du mal qu'il éprouve, ainsi que les ressources de vitalité curative qu'il possède encore, et à faire concourir ensemble, autant qu'il lui est possible, en faveur de son rétablissement, ces ressources curatives avec l'abandon des idées, des habitudes, des circonstances de position, qui ont troublé son équilibre organique.

Ainsi dirigé et conseillé, le malade ne se borne pas, comme l'animal, à attendre sa guérison ; il va au-devant d'elle, il la facilite, et non seulement sans sortir de l'ordre naturel, mais, au contraire, en s'y conformant avec le plus possible d'exactitude et de zèle.

—

QUATRIÈME PARTIE.

ADHÉSIONS — INVITATION.

La Doctrine médicale que je viens d'exposer ne tardera pas à recevoir la sanction de l'expérience. Déjà, il y a plus de dix ans, un ancien Médecin des armées, homme plein de raison et de savoir, M. Hourelle de Reims, l'avait conclue lui-même de la lecture de mon principal ouvrage, la suivait dans sa pratique, et m'adressait fréquemment des Mémoires où il avait déposé des observations d'une grande valeur. J'y avais puisé une instruction précise et très importante. Cet homme excellent, et d'une loyauté peu commune, allait publier hautement sa profession de foi médicale, lorsque son zèle, son assiduité (à 72 ans) auprès de sa belle-mère et de sa femme, qu'il sauvait du choléra, le firent succomber lui-même à cette affreuse maladie. Ce fut pour moi et pour mon œuvre une perte irréparable; quelques adoucissements me l'ont rendue moins amère. Voici l'un des principaux :

M. Lopès Pereira, Portugais, se destinait, dans sa patrie, à la profession de Médecin. Il avait commencé ses études médicales à l'Université de Coïmbre. Possédant la langue française, et ayant eu occasion de lire l'un de mes ouvrages, il s'était attaché, ainsi que plusieurs de ses condisciples, au système que je présente. En 1828, la tyrannie de don Miguel l'ayant contraint à s'exiler, il se réfugia en France, et vint à Paris dans l'intention d'y continuer ses études. Dès son arrivée, ils s'empressa de chercher ma retraite, de venir m'exprimer l'adhésion qu'il donnait à la partie philosophique et médicale de mon système. J'en conférai fréquemment avec lui; j'affermis sa persuasion; je lui inspirai des sentiments flatteurs : il s'attacha à moi et à mon œuvre avec la chaleur et la candeur des âmes méridionales.

Ses études terminées, il demanda le titre de Docteur, et, ambitionnant la gloire de soutenir le premier, à l'Ecole de Médecine, le système qui, dans sa conviction, était d'une vérité absolue, il prit pour sujet de sa thèse : l'*Explication, par le Principe universel, de la Vie en général, de la santé, des maladies, et de la fièvre qui en est toujours le symptôme.*

Dans la position de M. Lopès, le choix d'un tel sujet était un grand acte de désintéressement et de courage. Mon devoir était de représenter à ce noble jeune homme les conséquences qu'il pouvait entraîner. Voici les considérations sur lesquelles j'appelai sa prudence, et le fond des conversations qu'elles amenèrent.

Le Principe universel, lui dis-je, est inévitablement destiné à devenir la base unique et invariable de la science humaine, puisque la science humaine ne peut avoir pour objet que de parvenir à connaître la constitution de l'univers, qui, elle-même, ne peut avoir pour base qu'un Premier Fait unique et universel, un Fait Principe.

Mais, dans l'Esprit humain, comme dans la Nature entière, tout marche par gradation, et à travers les obstacles, les résistances; et plus une pensée qui s'élève est grande, forte, importante, plus les obstacles qu'elle rencontre sont nombreux et puissants. Ces obstacles sont placés par les erreurs que cette pensée vient détruire, et encore plus par les intérêts d'amour-propre et de position fondés par ces erreurs.

C'est ce qui, jusqu'à présent, a jeté tant d'agitation, souvent de peines et de souffrances, sur la vie des hommes qui, les premiers, ont aperçu et proclamé des vérités nouvelles.

Cependant, comme toute semence de vérité est essentiellement vivace et productive, toutes ont germé, se sont étendues, à l'aide du temps, ont supplanté les erreurs environnantes, et ont déraciné les intérêts qui s'y étaient attachés.

A l'aide du temps : retenez bien cette parenthèse, mon ami; elle mérite tous vos égards; c'est la nature même qui d'avance l'a écrite à chaque page dans l'histoire de l'humanité.

— Je n'en doute pas, me dit mon jeune ami, et, ajouta-t-il, c'est une des vérités que votre système démontre; mais puisque, d'après votre système encore, le temps réclamé par chaque mouvement de l'Esprit humain doit être employé à mettre ce mouvement en gradation, en progrès, il faut bien qu'il y ait un commencement à cette gradation; il faut bien que ce qui, un jour, doit être universellement adopté par l'intelligence humaine, soit, dès sa naissance, accueilli, proclamé, soutenu, par quelques hommes sincères et persuadés: je veux être un de ces hommes zélés et sincères.

— Cette résolution me touche et vous honore, mon ami. Si vous aviez de la fortune, si vous étiez dans une situation indépendante, j'y applaudirais avec empressement et reconnaissance. Mais vous êtes, parmi nous, étranger et fugitif; vous êtes venu en France chercher un asyle, un état, une existence; vous vous êtes placé ainsi sous l'influence des hommes à qui vous vous êtes plus spécialement adressé. Toutes les Ecoles, toutes les corporations scientifiques ou scolastiques sont composées d'hommes qui résistent à la propagation de la vérité universelle, quelques uns de bonne foi et par impulsion d'idées, d'autres en plus grand nombre par intérêt d'amour-propre ou de position. Ceux-ci sentent bien que tout ce qui leur donne puissance ou fortune, toutes les vieilles doctrines, tous les vieux enseignements, s'éteindront inévitablement sous les lumières que la vérité universelle doit répandre: aussi retiennent-ils son apparition de tout leur pouvoir. Ce qu'ils évitent avec le plus de soin, c'est de la discuter publiquement, parce que ce serait s'exposer à reconnaître publiquement sa force. Tout homme qui les invite à l'examiner les désoblige, les offense ; tout homme qui aspire à entrer dans leur association, ou qui, pour ses intérêts personnels, a besoin de leur appui, doit dire tout haut anathème au Système universel, lors même que, dans le secret de sa pensée, il le juge invincible. J'ai fait à cet égard plus d'une épreuve affligeante.

Ah ! mon ami, j'ai bien souffert ; et ma vieillesse gémit bien encore sous le poids de cette réprobation simulée et intéressée ; mais elle est dans la nature de l'homme ; le Système universel me porte à l'excuser par cela même qu'il l'explique : les peines de l'âme et les embarras d'existence dont elle est pour moi la source forment la compensation des douceurs solitaires si nombreuses, si profondes, que j'ai goûtées en étudiant la Nature, en découvrant la Vérité.

Mais vous, mon ami, que mes travaux ont dispensé des efforts nécessaires pour la poursuivre, vous dont la vie commence, ne vous associez pas aux difficultés de la mienne. On me tolère parce que je suis sans apreté, sans exigence ; on s'irritera contre ceux de mes prosélytes qui provoqueront, en ma faveur, des actes de raison et de justice. Quand on s'est bien promis de ne pas être juste, on veut surtout ne pas être contraint de l'avouer.

Modérez donc votre dévoûment, mon ami ; ne soulevez pas contre vous un orage qui peut vous fermer la carrière à laquelle votre jeunesse s'est consacrée ; ne m'exposez pas au chagrin d'avoir occasioné votre infortune et la ruine de vos espérances.

Tel fut mon langage; mais, dans une âme vive et généreuse, les fortes résolutions s'exaltent par la résistance même de l'homme qui les inspire.

— « Ce n'est pas vous que je songe à soutenir, me dit le jeune homme ; c'est la vérité. Aujourd'hui que vous l'avez exposée, elle n'est pas plus à vous qu'à moi-même ; c'est avec tous les droits d'une conviction réfléchie, d'une conviction désormais inébranlable, que je vais la présenter en mon nom ; il est impossible qu'elle soit immolée par les hommes devant lesquels je vais comparaître. Et enfin, s'ils me repoussent, s'ils ont la faiblesse de porter contre moi le jugement de la passion et de l'erreur, à eux un jour la honte d'avoir menti à la raison, à l'évidence ; à moi l'honneur d'avoir sacrifié mon intérêt personnel à l'intérêt bien plus élevé de la science positive, de la vérité, et même de l'humanité. »

Je cédai à ce noble et rare caractère. J'aidai mon jeune ami à rédiger sa thèse. Il en prit le texte et le développement dans mon livre ; il la résuma par les propositions suivantes :

1. L'*Expansion* est, dans l'univers, l'*Action* fondamentale, la *Force* unique, universelle.

2. Son but constant est d'étendre indéfiniment, et en tous sens, la substance de tous les Etres.

3. Sa Loi invariable est de balancer sans cesse l'action expansive de chacun par la réaction expansive de tous ceux qui l'environnent.

4. Elle seule détruit tous les êtres composés; mais elle seule compose tous les êtres matériels ; elle laisse les uns dans l'état inorganique ; elle organise les au-

tres ; elle les pénètre tous des propriétés vitales.

5. Les propriétés vitales possédées par tous les Etres composés, soit organisés, soit inorganiques, sont au nombre de quatre : 1° l'état de pulsation périodique ou de *vibration*, 2° l'état de *transpiration* subtile par émission rayonnante, 3° la *symétrie* des formes, 4° l'état de *ressort* ou d'élasticité.

6. La constitution des Etres vivants inorganiques est simple; celle des Etres vivants organisés est graduellement plus compliquée. Dans les uns et dans les autres, l'état sain, la *santé*, résulte de l'harmonie des vibrations exécutées par leurs diverses parties; l'altération, la *maladie*, résulte de la discordance de ces vibrations. Les lois de l'harmonie en Musique sont le type radical de l'harmonie universelle.

De ces propositions, programme de toute la Physique et de toute la Physiologie instituées dans l'univers par le Principe, découlèrent, dans la thèse de M. Lopès, l'explication générale des maladies, de leurs divers caractères, et l'indication également générale du traitement qui, lorsqu'elles ne sont pas devenues incurables, peut seul en amener la guérison. C'était, comme l'on voit, le dévelopement technique de la Doctrine que je viens d'exposer. Il ne pouvait que faire rumeur à l'École de Médecine, toute préoccupée d'une pathologie nébuleuse, arbitraire, variable, incohérente, et d'une thérapeutique superflue quand elle n'est pas meurtrière.

Ce fut le 31 août 1831 que mon généreux disciple comparut devant l'aréopage médical. J'étais inquiet, et peu s'en fallut que mes craintes ne fussent justifiées : une opposition violente, acharnée, se manifesta ; elle fut dominée par le bon sens ferme, courageux, par la probité loyale de MM. Desgenettes et Leroux, qui entraînèrent la majorité des juges à prononcer la réception de mon ami, à sanctionner ainsi, par le titre qu'il sollicitait, ses sentiments pour moi, son adhésion à mon système, et son intention déclarée de faire de ce système la boussole de sa profession.

Une occasion pressante d'entrer en fonctions médicales lui fut bientôt procurée par la bienveillance de M. Desgenettes. Sur sa recommandation, si digne d'être écoutée, le jeune docteur Lopès fut nommé Médecin des cholériques dans l'arrondissement de Fontainebleau. Au terme de cette calamité, ayant mérité, par son zèle et ses services, l'estime, la confiance des habitants, il s'est établi dans le même lieu; il y a continué l'exercice de la Médecine.

Pendant ces quatre années de pratique soutenue, il a acquis une expérience directe, multipliée, qui a pleinement confirmé ses idées générales, en recevant d'elles une lumière constante et d'une parfaite clarté. C'est ce que, maintenant, il est prêt à soutenir par toutes les discussions de détail que les praticiens les plus éclairés pourraient juger désirables. Sans cesse il recueille des preuves, des observations.

Mais que je puisse le dire à mon tour : c'est aussi mon expérience que j'invoque en faveur de ma Théorie générale, et mon expérience bien attentive, bien positive, car j'en ai été le principal sujet. Très avancé dans la vie, après avoir été contemporain, témoin, victime de la révolution la plus violente, j'ai eu le temps et les occasions de subir tous les genres d'épreuves; né dans une condition obscure, lancé par une imagination ardente vers tous les désirs, toutes les espérances, retombant sans cesse des illusions les plus inconsidérées dans la réalité des privations les plus cruelles, j'ai connu dans toute leur intensité les souffrances, les maladies, le malheur.

Pendant ma jeunesse, j'ai appelé la mort, tantôt avec l'accent du désespoir, plus souvent avec l'accablement de la tristesse, et elle semblait venir d'un pas rapide; mes amis ne croyaient pas que je pusse atteindre l'âge de quarante ans.

J'en ai soixante et dix; et nulle infirmité grave, du moins encore, ne flétrit ma vieillesse, et je résiste sans humeur à une situation difficile, et je goûte avec douceur les affections de famille et les biens modestes qui sont à ma portée, et ma pensée se prête encore sans fatigue à d'importans travaux.

Comment me suis-je ainsi relevé d'un état déplorable? Comment ai-je trompé de sinistres augures? Pourquoi la seconde moitié de ma vie, comparée à la première, semble-t-elle être devenue la période de la santé, et même de la force et du bonheur?

C'est que, vers l'âge mur, mon âme s'est enfin ouverte aux représentations de la justice, et ma raison à la Science véritable, à la Science fondée sur l'étude de la Nature, et guidée par le sentiment de l'unité. J'ai reconnu alors que les peines et les maladies étaient, dans la destinée de l'homme, ce que les jours nébuleux et orageux sont dans la destinée de l'atmosphère ; que, par elles-mêmes et réduites à leur mesure naturelle, ces maladies, ces peines, ne pouvaient compromettre la vie, puisqu'elles y étaient même nécessaires, la Nature, universellement conduite par la loi du balancement, les ayant entremêlées dans le sort de l'homme avec la santé et les plaisirs, comme, dans la vie de l'atmosphère, elle a entremêlé les jours de sérénité et les mauvais jours.

Une autre analogie m'a frappé ; la voici : rien ne démontre mieux que la Morale et la Médecine ont une base commune.

Lorsqu'une peine nous afflige, il est bien naturel que nous nous occupions de l'écarter, et si nous y parvenons, le moment où elle cesse est celui où nous goûtons avec le plus de douceur les charmes de la vie; mais c'est à une condition : il faut, pour que nous soyons alors pleinement heureux, que notre conscience ait toujours approuvé les efforts que nous avons faits et les moyens que nous avons pris pour dissiper la cause de notre chagrin ; si ce n'est que par des actes d'injustice, des actes de personnalité honteuse ou coupable, que nous nous en sommes délivrés, nous n'avons fait que substituer à notre peine une peine d'ordinaire plus dévorante et plus profonde.

De même, lorsqu'une maladie nous éprouve, travaillons à la guérir : c'est le vœu de la Nature ; mais que ce soit sans moyens forcés, sans précipitation indiscrète ; à cette condition seule, notre guérison sera parfaite, sans rechutes, sans transformations funestes ; et, à cette condition seule, le terme de la maladie, le moment où la santé nous sera pleinement rendue, sera pour nous un moment de satisfaction ravissante, de bonheur complet.

Si l'on me dit qu'il y a des maux incurables et des peines qui ne doivent finir qu'avec la vie, c'est de quoi je conviendrai; mais j'ajouterai que dans aucun homme affecté de maux incurables la sensation de ces maux n'est continuelle; elle est suspendue par intervalles, et pendant ces intervalles se présentent naturellement à l'homme doux et juste les idées et les biens dont la sensation est un plaisir; cette sensation même est rendue plus chère, plus précieuse, par la douleur à laquelle elle succède, et qui doit encore la remplacer.

Il en est de même d'un chagrin invétéré, et dont la cause ne pourra jamais être écartée par l'homme qui l'éprouve: cette cause n'agit pas sans cesse; par intervalles elle se suspend ou s'affaiblit, en laissant revenir dans l'âme des idées consolantes, ou, dans la situation, les sources de plaisirs simples, salutaires, dont elle a d'avance augmenté le prix. Que de malades ou de malheureux goûtent vivement de modestes satisfactions qui, s'ils étaient en pleine santé, ou dans une situation prospère, leur seraient indifférentes? Réciproquement, que d'hommes en pleine santé, ou dans une situation prospère, sont choqués, irrités par des contrariétés légères auxquelles, s'ils étaient malades ou dans l'infortune, ils ne feraient aucune attention!

Ces deux genres d'épreuves opposées, par lesquelles tout homme passe plus ou moins fréquemment pendant le cours de sa vie, et qui toujours se correspondent avec exactitude, démontrent que le bonheur et le malheur sont, dans la destinée de chacun de nous, deux éléments égaux, nécessaires, et en balancement réciproque. Lorsque le sort nous donne l'un, c'est l'autre que nous nous donnons.

Et c'est ainsi que notre vie s'écoule dans une alternative qui reste paisible et douce lorsque nos vœux de biens et de plaisirs sont calmes et modérés; qui, au contraire, devient violente et convulsive lorsque, dans nos vœux de biens et de plaisirs, nous cherchons à nous élever fortement au-dessus de la mesure commune.

Tout dans la nature, la mer, l'atmosphère, l'homme, les peuples, tout se balance en soi-même, mais par voie de tempête ou de légères ondulations. Dans la vie de l'homme comme dans celle de chaque peuple, toute erreur est source de malheur, parce que c'est une illusion que toute erreur poursuit, et qu'en réalité c'est le balancement convulsif qu'elle amène. Des idées vraies n'excitent que des mouvements paisibles, mesure de mouvement invoquée par les biens véritables. La santé, le premier des biens, est également compromise, et par les peines violentes, et par les plaisirs trop ardents. Disons même généralement que, si nous exceptons les effets funestes d'accidents imprévus, nous ne sommes jamais malades que lorsqu'une de nos peines ou un de nos plaisirs ont pris un excès de vivacité, ou un excès de durée.

C'est à nous à prévenir, autant qu'il nous est possible, l'une et l'autre de ces causes, ou, quand elles nous ont entraînés, à prendre les plus sûrs moyens d'en effacer les résultats. Je crois les avoir indiqués.

Qu'il me soit permis de répéter que ces moyens, révelés à ma pensée par l'étude du Système universel, ont reçu, à mes yeux, de mon expérience personnelle, une confirmation entière, une parfaite certitude. Exposé, surtout par la nature de mon tempérament, la nature de mes occupations, et la gêne de ma situation, aux affections nerveuses les plus pénibles, quelquefois les plus voisines d'une terminaison fatale, je les ai toujours dissipées sans autres secours que mes forces vitales, mises en œuvre au gré de mon instruction et de ma raison.

Aussi je ne crains pas d'offrir mes conseils aux personnes que l'état de leur santé inquiète ou afflige. Je désire que mon âge, mes écrits, et spécialement celui que je termine en ce moment, leur donnent quelque confiance en mes lumières, ma discrétion, ma prudence. Celles qui me feront l'honneur, j'ai presque dit l'amitié, de venir passer quelques moments avec moi dans ma retraite, y seront écoutées par un vieillard qui place au premier rang des satisfactions dont il est encore susceptible la douceur d'apaiser tous les genres de souffrances, celles de l'âme surtout.

Ah! si les victimes volontaires de sombres ou violents chagrins; si des hommes éminents, Léopold Robert, Gros, Auger; si des jeunes gens, des jeunes femmes, d'une organisation vive, féconde, s'arrachent brusquement la vie, ne peuvent plus la supporter, c'est qu'ils s'en font une idée aussi fausse que malheureuse ; ils n'attendent plus d'elle que mortifications, tourments; jamais repos ! jamais plaisirs! Jamais! combien ils se trompent! que de jouissances douces, honorables, elle réservait à leur avenir.

Ah ! que je puisse le dire encore, afin de constater mes droits à la confiance que je réclame : les situations d'esprit les plus accablantes, les plus désespérantes, je les ai connues ; j'étais jeune alors, et aujourd'hui je suis bien âgé ; et je bénis mon existence, et je me félicite chaque jour de l'avoir conservée ; et cependant tous mes besoins légitimes sont loin d'être satisfaits ; mes travaux, qui ont eu pour fruit l'Explication de l'univers, sont encore méconnus et sans récompense ; je suis délaissé, repoussé, en quelque sorte excommunié par la Sorbonne de l'époque actuelle, par l'Académie des Sciences, et par le vulgaire, dont elle règle la foi. Cela passera ; il faut bien que, sur la Terre, justice et vérité se fassent. En attendant, mon sort matériel et celui de ma famille souffrent beaucoup de cette réprobation. C'est ce qui fait que je désire l'écarter ; mais je ne m'en irrite pas, comme je l'aurais fait dans ma jeunesse, comme je le ferais encore sans l'intervention calmante de mes principes consolateurs. Lorsque, sous les atteintes de mes privations et de celles de mes enfants, je sens le murmure s'approcher de mon âme, je m'empresse de le détourner en reconnaissant que de nos embarras domestiques découlent des biens véritables : mes enfants se forment à la simplicité, à l'économie ; habitude heureuse qui, dans le cours de leur existence, les disposera à goûter tous les plaisirs modestes, et à supporter les graves événements.

Et moi, vieillard laborieux, que l'on feint de ne pas entendre, pour n'avoir pas à le soutenir, je sens le prix des avantages que cet isolement me procure : mes affections, sans cesse repliées sur elles-mêmes, n'en sont que plus douces, plus profondes, et mes idées, affranchies de diversions importunes, se tiennent en harmonie, tout en prenant de l'étendue ; je puis les exprimer avec ordre et maturité.

Et aussi avec franchise : nulle gêne sur ma pensée ; ce qui est bien nécessaire à l'homme qui, comme Rousseau, a *suspendu sa vie* à la recherche du *vrai : vitam impendere vero.*

Ainsi j'aurais gagné, à une situation prospère, mon bien-être et celui de ma famille, ce que j'aurais vivement apprécié ; mais cette situation, par les rapports qu'elle m'aurait fait contracter, par les chaînes qu'elle m'aurait imposées, et aussi par ses faveurs insidieuses, aurait rendu très difficiles le calme, la persévérance, l'indépendance de mon esprit ; l'Explication universelle, qui était aussi un de mes enfants, et qui, dès sa naissance, il y a quarante ans, m'était devenue bien chère, serait morte au berceau, ou serait demeurée faible, languissante ; ce qui m'aurait causé bien du chagrin.

Ah ! toujours et partout Compensation ; c'est ce que Rousseau ignorait. Cet homme d'un génie si élevé, d'une âme si affectueuse, si bienveillante, si avide de confiance et d'amour, finit par répudier son humeur douce et son noble caractère ; aigri par des contrariétés, des animosités, que ses intentions ne méritaient pas, mais qui étaient naturellement appelées par ses idées si neuves, si fortes, et par l'expression, toujours vraie, souvent sublime, qu'il leur donnait, il devint morose, défiant, profondément malheureux. Fatigué de la vie, il en abrégea le cours.

Il l'aurait supportée, il l'aurait toujours aimée, si, de bonne heure, une heureuse inspiration lui avait révélé le balancement équitable de toutes les destinées. Ce balancement, loi de l'univers, cette vérité immense, de laquelle toutes les vérités découlent, aurait réglé tous les mouvements de sa pensée, en aurait banni les paradoxes, les exigences, les injustices, fruits inévitables de sentiments exagérés; elle aurait porté toute l'ardeur de cette haute intelligence vers le sentiment le plus pacifique, le plus salutaire, vers le sentiment qui, à lui seul, fait toute la raison de l'homme, toute la raison des peuples, toute la morale de l'univers, vers le sentiment de la justice.

Écoutez donc la Vérité, écoutez la Justice, âmes tendres, passionnées, qui vous plaignez aussi des hommes, de la Nature, et faites aussi tourner contre vous-mêmes les riches présents que vous avez reçus. Vous n'êtes découragées, tristes, désolées que par erreur.

C'est surtout à la VÉRITÉ, et à sa sœur la JUSTICE, que s'applique le plus beau vers de Virgile :

> *Non ignora mali, miseris succurrere disco.*
> J'explique le malheur, et je sais l'adoucir.

CONCLUSION.

Le bonheur, avons-nous dit, c'est la santé du corps et la paix de l'âme.

La santé du corps, c'est l'équilibre des humeurs ; la santé de l'âme , c'est l'équilibre des idées.

Ces deux états sont solidaires entre eux ; les erreurs de régime, en altérant la santé du corps , troublent la paix de l'âme, et les erreurs de pensée, en altérant la paix de l'âme , troublent la santé du corps.

La saine Médecine, ou la raison dans le régime , et la saine Morale, ou la raison dans la pensée, sont donc également nécessaires au bonheur.

Le bonheur absolu, ou l'équilibre parfait , soit des humeurs, soit des idées, est aussi rare dans la vie de l'homme que la sérénité parfaite, la sérénité absolue, dans la vie de l'atmosphère. Lorsque ce degré d'équilibre parfait s'établit, soit dans la vie de l'atmosphère, soit dans la vie de l'homme, ce ne peut être que passagèrement , et pour un petit nombre de jours ou de moments. Mais lorsque, dans la vie de l'homme, cette sérénité du corps et de l'âme est approchée , et que ce qui lui manque pour être parfaite n'est que légèrement variable, une telle disposition est encore du bonheur; de même que, dans la vie de l'atmosphère, une demi-sérénité, légèrement variable, est encore du beau temps.

Dans la vie de l'homme, la peine, le malheur, la souffrance, en un mot, le trouble, soit du corps, soit de l'âme, sont inévitables, de même que, de temps à autre, la vie de l'atmosphère est inévitablement troublée par des vents, de la pluie, des orages. L'homme qui tiendrait note assidue et précise de toutes ses sensations trouverait que, dans chacune de ses années, ou même dans chacun de ses jours, le plaisir et la peine se sont alternativement remplacés.

Mais, dans l'ordre naturel, par cela même que l'homme, tant qu'il possède la vie, tient à la conserver, c'est une preuve que le plaisir y est toujours en prépondérance sur la douleur. Ce n'est que par la mort que se balancent exactement, pour l'homme qui reste dans l'ordre naturel, les deux sommes, l'une de jouissances, l'autre de souffrances, qui lui sont destinées.

Qu'est-ce que le plaisir, lorsqu'il nous fait aimer la vie, lorsqu'il nous donne le bonheur? C'est, en nous, le fruit de sensations modérées, qui échauffent doucement la vitalité de notre être, l'améliorent, l'affermissent. Mais si le plaisir des sens, ou de l'imagination, ou de l'amour-propre, ou de l'intérêt personnel, dépasse une certaine mesure, fixée, en chacun de nous, soit par l'instinct, soit par la conscience, il trouble l'équilibre de notre être, il y porte l'agitation, symptôme de destruction, il y commence la mort.

Il y a ainsi des plaisirs salutaires, et des plaisirs meurtriers, de même qu'il y a des foyers d'une chaleur douce, vivifiante, et des brasiers dévorants.

Ici se montre, pour chacun de nous, le but de la sagesse. Elle nous invite à seconder, dans notre propre sein, le vœu de la Nature. En chacun de nous, la Nature cherche à s'établir de manière à nous faire aimer la vie jusqu'à notre dernier jour, mais sans passion, sans vicissitudes d'exaltation et de désespoir; à nous la faire goûter comme un bienfait, non dans tous les moments, mais dans un nombre majeur de jours et de moments. Si nous en venons à déplorer la vie, à gémir de l'avoir reçue, à invoquer son terme, à le précipiter, et, par intervalles, à y tenir, mais avec une âpreté d'humeur plus cruelle encore que le découragement et la tristesse, c'est une preuve que, soit par des désirs inconsidérés, des espérances exagérées, soit par des actes d'une sensualité hors des besoins du corps, ou d'une personnalité non approuvée par la conscience, nous avons brisé, renversé, en nous-mêmes, l'ordre naturel. Avant notre dernier jour, nous avons établi dans notre existence la prépondérance de la douleur.

Ah! revenons au plus tôt de cette situation déplorable; et nous le pouvons toujours : à tout âge, dans toutes les positions, sous le poids du chagrin le plus légitime, sitôt que notre âme écoute la voix de la raison, de la vérité, de la justice, elle se repose, par cela même se relève. Nos peines se montrent alors à notre pensée, ou comme le balancement d'avantages que nous avons reçus, ou comme l'expiation de fautes que nous avons commises; alors, et par degrés rapides, le goût de la vie nous est rendu; nous sentons le prix des biens dont elle aime à se composer; au premier rang, parmi ces biens, nous mettons la santé du corps et la paix de l'âme; notre agitation les avait éloignées, notre calme les ramène. Nous cherchons encore à écarter les peines qui nous affligent, mais en ayant soin de ne pas blesser la justice par nos tentatives et nos efforts. De ces peines, les unes passeront comme les orages de l'atmosphère; d'autres, comme bien des nuages pendant l'hiver, prendront malgré nous de l'épaisseur, de la permanence. Eh bien, nous y accommoderons notre humeur, nos habitudes; et, plus d'une fois, semblables encore aux inconvénients de la saison rigoureuse, ces peines opiniâtres seront pour nous, dans la paix de notre asyle, la source d'innocents et salutaires plaisirs.

En résultat, saine et vraie Morale, saine et vraie Médecine, homogènes ensemble, parce qu'elles émanent ensemble de l'Ordre universel, tels sont les deux guides de l'homme vers cet état de satisfaction soutenue, honorable, paisible, qui, seul, mérite le nom de bonheur.

—

APPENDICE.

1er novembre 1835.

L'ouvrage que l'on vient de lire était terminé, il allait paraître, lorsque, ayant assisté à plusieurs concerts du Gymnase musical, j'ai été frappé de la beauté de la salle, et des faveurs qu'elle prêtait à l'exécution, d'ailleurs parfaite, d'une musique excellente. Sachant encore, comme on a pu le voir par plusieurs traits de cet écrit, combien il y a de rapports entre les lois de l'harmonie musicale et celles de l'harmonie universelle, j'ai formé le désir d'être admis à exposer, dans ce sanctuaire de la bonne musique, la constitution de l'univers. J'ai exprimé ce désir aux Directeurs du Gymnase; ils l'ont accueilli avec un empressement flatteur. Nous avons concerté aussitôt l'établissement de *Matinées Musicales et Philosophiques*.

Il m'est doux maintenant de penser que je vais être écouté par des personnes sensibles aux charmes de la Musique ; cette sensibilité est le signe d'une organisation favorable à l'intelligence des idées philosophiques. Il n'est, en effet, que les idées saines, les idées vraies, les idées philosophiques, qui puissent se combiner harmoniquement entre elles, de même qu'il n'est que les sons justes et précis qui puissent se prêter à l'harmonie musicale.

C'est donc non seulement sans disparate, mais avec le lien d'une sympathie fraternelle, que la Musique et la Philosophie vont s'entremêler dans la belle salle du Gymnase musical ; et voici quel sera l'ordre de leur combinaison harmonique :

Après une magnifique composition d'Haydn ou de Mozart, exécutée par des artistes dignes d'elle, j'exposerai le Principe universel et les faits qui en découlent. A cette exposition succédera un nouveau chef-d'œuvre d'un grand maître, après lequel je me présenterai de nouveau, prêt à répondre à toutes les objections qui me seront adressées, et à donner tous les éclaircissements qui me seront demandés.

Afin que tous mes auditeurs puissent suivre sans efforts l'enchaînement des lois universelles, et le Système qui en découle, chacun recevra, en entrant dans la salle, un écrit de cinquante à soixante pages, dans lequel j'aurai résumé d'avance le sujet que, dans la séance même, je me proposerai de traiter. Par ce secours, je fixerai avec ordre et précision, dans la pensée de mes auditeurs, la doctrine que j'aurai présentée, et les interlocuteurs qui voudront bien m'aider à éclaircir cette doctrine trouveront eux-mêmes, dans le texte de ces écrits successifs, les moyens de donner à leurs questions, à leurs objections, une parfaite clarté.

A l'époque actuelle, où toutes les erreurs tombent et où toutes les vérités sont pressenties, il ne faut plus à celles-ci, pour s'établir avec fermeté dans la conviction générale, il ne leur faut plus que cette autorité forte qui naît d'une discussion franche, soutenue, produisant, à son terme, invincible démonstration.

Mon intention était, comme je l'ai dit, de publier séparément l'ouvrage que l'on vient de lire : pour cette raison, j'y ai posé, à un degré qui me semble suffisant, le Principe de tous les effets et la loi qui en règle l'exercice. Aujourd'hui, voulant placer cet ouvrage, et ceux qui le suivront, dans les mains de toutes les personnes qui se rendront à nos matinées musicales et philosophiques, je leur exprime ici le désir qu'elles joignent à cette collection le volume que j'ai publié l'année dernière, et que j'ai intitulé: *Idée précise de la Vérité première et de ses conséquences générales.* Dans ce volume, je crois avoir déposé tout ce qu'il y a de fondamental dans la destinée de l'homme et la constitution de l'univers. Tous les Traités particuliers que je pourrai produire sortiront nécessairement du volume fondamental, comme les branches de tout arbre en pleine végétation sortent du tronc et des racines.

Dans le *Cours d'Explication universelle* que je vais faire au Gymnase, je donnerai donc le titre de *Première Livraison* au volume fondamental, le titre de *Seconde Livraison* au Traité que cet Appendice termine ; les titres de *Troisième*, de *Quatrième*, de *Cinquième Livraisons*, et ainsi de suite, aux publications successives que, pendant toute la durée de mon Cours, j'offrirai à mes auditeurs.

Il me semble qu'à la faveur de ce Cours public dans un lieu si attrayant, et avec des circonstances si heureuses, je puis enfin espérer de voir, avant de mourir, commencer sur la Terre le règne de la Vérité. J'invite toutes les personnes d'un sens judicieux et d'une âme élevée à seconder cet espoir. La connaissance du Système universel est aujourd'hui l'œuvre opportune, désirée, nécessaire; œuvre d'ailleurs déjà trop avancée par les mouvements du siècle pour pouvoir être arrêtée ; mais qui, long-temps encore, pourra être étendue, perfectionnée, par les travaux continus de l'Esprit humain.

Lorsqu'elle aura atteint sa perfection dernière, la pensée humaine montrera, sur la surface du globe, l'unité, le calme, l'harmonie, qui règnent dans l'univers.

www.ingramcontent.com/pod-product-compliance
Ingram Content Group UK Ltd.
Pitfield, Milton Keynes, MK11 3LW, UK
UKHW020309220726
13923UKWH00003B/1048